Norbert Messing

Revolution in der Naturheilkunde

Gesund und fit durch Ölsaugen

Alles über die Entgiftungskur mit Sonnenblumenöl

Hilfe bei chronischen und vielen „therapieresistenten" Krankheiten.
Mit wichtigen Tips und zahlreichen Spezial-Rezepten!

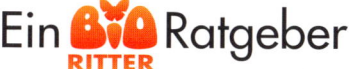

Norbert Messing
Revolution in der Naturheilkunde
Gesund und fit durch Ölsaugen
Entgiftungskur mit Sonnenblumenöl

Hilfe bei chronischen und vielen therapieresistenten Krankheiten
Mit wichtigen Tips und zahlreichen
Spezial-Rezepten

1. Auflage 1999
Gestaltung, Satz, Druck: SKN Druck und Verlag, Norden
Lektorat: Wolfgang Lüdke, München

Das Werk einschließlich aller seiner Teile ist urheberrechtlich geschützt. Jede Verwertung außerhalb des Urhebergesetzes ist ohne Zustimmung des Verlages unzulässig und strafbar.
Alle im Buch veröffentlichten Ratschläge wurden vom Verfasser und Verlag sorgfältig erarbeitet und geprüft. Eine Haftung des Verfassers bzw. des Verlages und seiner Beauftragten für Personen-, Sach- oder Vermögensschäden ist dennoch ausgeschlossen.

© 1999 BIO Ritter GmbH, Verlag und Versand,
82327 Tutzing/Starnberger See
Printed in Germany
ISBN 3-920788-44-3
Alle Rechte vorbehalten
Gedruckt auf chlorfrei gebleichtem Papier

Inhalt

Vorwort: Eine wahre Erzählung aus alten Tagen 3–4

1. Das Ölsaugen - Worum es in diesem Buch geht 5–15
Das Ölsaugen wird populär: Eine „Supernova" am Himmel naturheilkundlicher Therapien - Die Praxis des Ölsaugens - Das Dokument: Referat des Dr. F. Karach: „Heilung durch Sonnenblumenöl" - Genial einfach - einfach genial! - Was Sie sich vom Ölsaugen versprechen können - Ayurveda: Das „älteste Heilsystem der Welt" und die Ölziehkur - Die Ayurveda-Mundspülung

2. Die Wirkungsgrundlagen des Ölsaugens 16–37
Horace Fletcher und die Kunst des Kauens - Das Einfallstor der meisten Übel: Mund und Rachenraum (Schleimhäute, Speicheldrüsen) - Das Heilprinzip „Aufmerksamkeit für den Körper" - Ölsaugen und Immunsystem (Ölsaugen gegen Viren, Bakterien und Pilze - Mehr als nur lästig: Herpes und andere Bläschen)

3. Aktuelle Argumente für die Sonnenblumenöl-Therapie 38–49
Infarktschutz durch Ölsaugen?! - Forschungs-Schlaglicht Herbst 1998: Ölsaugen kontra Schlaganfall? - Ölziehen für die Schönheit - Workout fürs Gesicht - Ölsaugen und Gesundheit: Alles Gute für Ihre Ohren - Alles Gute für Ihre Augen: Öl-Schlürfen kann die Sehkraft schärfen! - Ölsaugen und geistige Fitneß

4. Die Sonnenblume und ihre besonderen Gehalte 50–53
Das Kernstück des Selbsthilfe-Verfahrens - Sonnenblumenöl als „Fastenspeise" - Die entgiftende Sonnenblume

5. Wissenswertes zu therapeutischen Ölen 54–63
Warenkunde - Olivenöl - Sesamöl - Leinöl - Schwarzkümmelöl - Traubenkernöl - Kürbiskernöl - Weizenkeimöl - Sojaöl

6. Ölsaugen, Fasten und Intensiv-Entschlackung 64–69
Entschlackung rettet Leben - Kuren mit Ölsaugen - Die Quartals-
Reinigung - Die Ölziehkur hilft beim Abnehmen! - Ölsaugen und
Entsäuerung

7. Ölsaugen und bewußtes Atmen 70–72
Weitere wichtige Impulse des Ölsaugens für unser Wohlergehen -
Das richtige Atmen wieder lernen - Ölsaugen für einen guten Schlaf

8. Spezialrezepte für die Ölsaug-Praxis 73–75
Die Sonnenblumenöl-Plus-Tage - Kur zur Ausleitung von
Umweltgiften - Kombi-Ölsaugen - Aroma-Kur mit Sonnenblumenöl -
Ölsaug-Apfelessig-Kur

9. Dem Ölsaugen verwandte Techniken 76–78
Zungenreinigung - Nasenspülung

10. Literaturhinweise 78

Vorwort:

Eine wahre Erzählung aus alten Tagen

Wenn der alte Herr von seiner Kindheit und Jugend in Ungarn erzählte, klang dies wie ein Märchen aus einer anderen Welt und Zeit. Auf dem Land, weit weg von jeder größeren städtischen Ansiedlung, kannte man beispielsweise keine Krankenhäuser oder Zahnärzte. Was taten die Menschen jedoch, wenn sie z.B. einen vereiterten Zahn ziehen lassen mußten? Einfache Antwort: So etwas kam dort praktisch nicht vor, jedenfalls soweit seine Erinnerung zurückreichte. Kein Mensch hatte je Probleme mit Karies, Parodontose, jeder besaß ein lückenloses, kräftiges Gebiß. Dies war so selbstverständlich wie heute der unerhört hohe Reparaturaufwand und das Sitzen und Schwitzen auf dem Zahnarztsessel.

Das Elend mit den Plomben und Brücken kam erst nach dem Krieg und der Vertreibung, im wohlversorgten Wirtschaftswunderland Bundesrepublik.

Hatte er vielleicht die Zähne in der alten Heimat, in Ungarn, besser geputzt, gründlicher gepflegt?

Nach unserem Verständnis: Nein! Zahnbürsten waren unbekannt. Nach getaner harter Arbeit fiel man oft mit einem letzten abendlichen Bissen ohne jede „Toilette" ins Bett (und in erholsameren Schlaf als später).

Es mußte aber doch ein Geheimnis geben, das diese bemerkenswerte Robustheit der Zähne erklärte. Ein solches gab es. Und von ihm handelt das vorliegende Buch. Denn bei dieser Frage wurde der alte Mann so richtig lebendig, glänzten seine Augen, hatte er den dramatischen Höhepunkt seiner (wahren) Geschichte und Erzählung erreicht:

„Es lag am Sonnenblumenkauen".

Unserem Unverständnis begegnete er mit Genugtuung und einer ausladenden Erklärung:

„Heute nennt man es Vogelfutter. Für uns war es ein Begleiter durch den

lieben langen Tag". Die ganzen Sonnenblumenkerne, mit Schale, wurden gekaut; in den körperlich fordernden, ausgedehnten Arbeitsphasen zwischen den Mahlzeiten, beim abendlichen Plausch mit den Nachbarn, oft stundenlang und schon mechanisch. Man konnte ewig an ganz wenigen Körnern herumkauen, und dieses tat man nicht, um sich daran zu stärken: „Das meiste davon spuckte man einfach wieder aus".

Dies war also das Geheimnis der einzigartigen, unverwüstlichen Zahngesundheit (und nicht nur der Vollkommenheit des Gebisses) seiner Heimat - eine andere Art von Sonnenblumentherapie, aber dem Ölsaugen (wie wir es im folgenden behandeln) durchaus verwandt. Und auch beim Sonnenblumenöl-Kauen ist der Lohn der geringen Mühe bemerkenswert: Krankheiten wie etwa Infektanfälligkeit, Entzündungen des Rachenraums, der Atemwege geraten in die Defensive, Allergien verschwinden im Gleichschritt mit rheumatischen Beschwerden und, wie es heißt, sogar Krebs und Herzkrankheiten. Selbst der Blick wird klarer, das Gedächtnis akkurater und noch einiges mehr. Doch dazu in den nachfolgenden Kapiteln mehr.

1. Kapitel
Das Ölsaugen - Worum es in diesem Buch geht

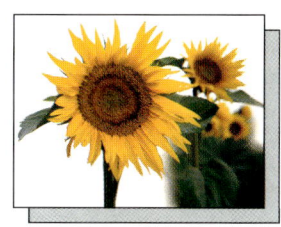

Eine „Supernova" am Himmel naturheilkundlicher Therapien

Enthusiastische Zustimmung und erbitterte Ablehnung in dieser Sache waren anfangs klar verteilt. Auf der einen (Laien-)Seite: Hohe Erwartungen und geradezu überschwengliche Erfolgsberichte. Jenseits der Barrikaden, auf medizinisch-universitärem Terrain: Ein müdes Lächeln über die Leichtgläubigkeit der Menschen.

Die Angelegenheit schien allzu simpel und „billig". Außerdem: Kam sie nicht in gefährlich verführerischem Maße der uralten Sehnsucht nach einem „Wundermittel" nahe? Der uralten Selbsttäuschung, die bei Zuwiderhandlung gegen ihre Gesetze ansonsten unerbittlich abstrafende Natur mit einem einfachen Trick übertölpeln zu können?

Doch betrachten wir nun erst einmal genauer, um was es dabei konkret geht, steigen wir ein in die

Praxis des Ölsaugens.

Dazu braucht man keine große Ausrüstung, sondern nur ein Therapiemittel: Kaltgepreßtes, naturbelassenes **Sonnenblumenöl.** Wie Sie hier die beste Wahl treffen, erläutern wir in warenkundlicher Hinsicht noch ausführlich.

Vom Öl nehmen Sie pro Anwendung einen zu **drei Vierteln gefüllten Eßlöffel** in den Mund. Dort **„bewegen"** Sie es, ruhig, gelassen, ohne Übereifer, ziehen es durch die Zahnzwischenräume, saugen es in die Backentaschen, von einer Seite zur anderen, behalten es eine Zeitlang ganz vorne im Mund.

Als optimale **Dauer** pro Durchgang empfehlen sich 15 bis 20 Minuten. Danach wird die nunmehr nicht mehr zäh-gelbe sondern weißlich-wässrige Flüssigkeit ausgespuckt und der Mund zweimal gut mit warmem Wasser ausgespült. Ob man zusätzlich die Zähne putzen muß (wie meist angeraten), sei dahingestellt und jedem selbst überlassen. Denn das Öl reinigt den Mund, der Rachen muß nicht noch einmal vom Öl gesäubert werden.

Die Übung kann/sollte **täglich** vorgenommen werden, und zwar am besten **zwei- bis dreimal** (besonders im Falle von chronischen Leiden). Vorteilhaftester Zeitpunkt: In **aller Frühe**, gleich nach dem Aufstehen. Nach Möglichkeit sollte man das Ölsaugen auf nüchternen Magen vornehmen, bei zusätzlichen Anwendungen also beispielsweise vor den Hauptmahlzeiten. Wir empfehlen es - und befinden uns dabei in Übereinstimmung mit dem russischen Autor G. P. Malachow - eher direkt vor dem Schlafengehen, als letzte „mundhygienische" Maßnahme, die gleichzeitig die Schleimhäute des Rachenraumes säubert und pflegt. Eine mehrmalige Anwendung pro Tag beschleunigt die mit dem Ölsaugen verbundenen Reinigungs- und Heilungsvorgänge beträchtlich.

Mythen und Legenden ums Ölsaugen

Nach dem Ausspucken des Öls brauchen Sie das Waschbecken nicht gründlich zu säubern und aufwendig zu desinfizieren. Das entstandene Öl-Speichel-Gemisch ist kein „Sondermüll". Falls Sie etwas davon verschlucken, müssen Sie ebenso wenig eilig Ihr Testament machen. Die Warnungen sind in dieser Hinsicht oft völlig überzogen. Auch die triumphierenden Hinweise auf Bakterien in der ausgespuckten Flüssigkeit stellen nichts weiter als eine schiere Selbstverständlichkeit dar: Im Mundraum siedeln ganze Heerscharen davon, gute wie böse, gesundheitsdienliche wie potentiell krankmachende. Wenn wir versuchen, diesen ersten Abschnitt des Verdauungstraktes steril zu bekommen oder gar zu halten und ihn zusätzlich mit keimtötenden Mundwässern traktieren, zerstören wir garantiert die notwendige Mikroflora des Rachenraums und erweisen unserer Gesundheit einen Bärendienst.
Wundern Sie sich auch nicht, wenn *keine Reinigungskrisen* auftreten. Auf solche „Erstverschlimmerungen" von Krankheitssymptomen wird gerne verwiesen, sie treten aber erfahrungsgemäß in der Praxis kaum auf. Wer die Ölsaug-Kur durchführt, erleichtert sich in aller Regel seine Tage und erreicht beispielsweise, daß Erkältungskrankheiten (schon beim Auftreten erster Symptome mehrmals täglich das Ölsaugen praktizieren!) milder, weniger vehement ablaufen. Die Hinweise auf „Heilkrisen" beruhen auf entsprechenden Passagen in den russischen Originaldokumenten und sind dort eher auf Fälle schwerster chronischer Leiden gemünzt, auf Ausnahmezustände der körperlichen Organisation also.

> **Ölsaugen - Ölschlürfen - Ölziehen - Ölkauen?**
>
> Diese Begriffe werden synonym verwendet. Sie haben alle jedoch ihre besondere Bedeutung. Ölschlürfen ist insofern etwas ungenau, weil das, was man schlürft, in der Regel nicht im Mund behalten wird. Das „Ölsaugen" trifft die Sache wohl am besten, da man eine Flüssigkeit nun einmal nicht eigentlich „kauen" kann. Die Bezeichnung Ölziehen wiederum zielt darauf ab, daß durch das Ölsaugen eine Art Sog entsteht, durch den Stoffwechselgifte über die Mundschleimhaut „angezogen" und dort ausgeschieden werden. Diese Sogwirkung - nicht ganz unumstritten und rein naturwissenschaftlich bislang keineswegs bewiesen - ist jedoch auch in der Benennung als Öl-Saugen schon eingeschlossen.

Das Ölsaugen, wie es Anfang der 90er Jahre bei uns urplötzlich am Himmel der Laientherapien auftauchte, warf viele grundsätzliche Fragen auf und bot praktisch keinerlei Erklärungen. Nur soviel konnte schon sehr bald gesagt werden: Wer sich darauf einließ, hat es kaum je bereut. Der (geringe) Aufwand an Zeit und „Therapiemitteln" war in diesem Fall nicht verschwendet.

Dennoch wäre diese segensreiche Technik und Praxis wohl nur halb so rasch populär geworden, hätte nicht - als Vorreiter und ganz nahe am Pulsschlag der Verbraucher und Patienten - eine der erfolgreichsten Organisationen der Naturheilkunde den Ball aufgenommen: Die Fördergemeinschaft NATUR und MEDIZIN e.V. (Sitz Bonn; Präsidentin: Dr. Veronica Carstens) richtete in ihrer Mitgliederzeitschrift ein Podium der Diskussion zum Ölsaugen ein und öffnete damit Schleusen: viele, ja unzählige Patientenberichte über die Erfahrungen mit dem Ölsaugen wurden gesammelt, ausgewertet und als Anregung zur Nachahmung weitergegeben.

Die Fülle der positiven Rückmeldungen machte es unmöglich, die Wirkungen fortan glattweg zu leugnen oder ins Reich der Einbildung oder Autosuggestion zu verweisen. Placebo-Effekte spielten hier sicher wie überall in der Medizin eine gewisse Rolle; sie allein reichten aber bei weitem nicht aus, das Phänomen auch nur annähernd zu erklären.

Was allerdings bis heute praktisch völlig im dunkeln blieb, waren plausible Erklärungsansätze, die es erlaubt hätten, die beobachteten Heilwirkungen ursächlich zu deuten, nachvollziehbar zu machen. Der moderne Mensch mit seinem naturwissenschaftlich ausgerichteten Selbstverständnis findet sich in der Regel nur schwer mit unverstandenen Tatsachen ab, er braucht die Ursache-Wirkung-Beziehung, um seinen mentalen Frieden mit einer Sache zu finden.

In diesem Buch werden nun erstmals solche konkreten, rational faßbaren Erklärungswege aufgeführt und beschrieben. Sie bieten Bausteine zum Verständnis der Wirkungen des Ölschlürfens. Ursprüngliche Vermutungen und Ansätze (Stichwort „Entgiftung") konnten dabei im Verlaufe der Beschäftigung mit allen Aspekten des Verfahrens und der dabei ablaufenden und angeregten Körperprozesse ergänzt werden. Dabei ist ein erstaunlich komplexes, vielschichtiges Modell der Wirkungsweise des Ölsaugens zutage getreten. Dieses macht die bemerkenswerten Heilerfahrungen nunmehr plausibel und erst zur vernunftbegründeten, reellen Selbsthilfe-Therapie: Wir können nun auch variieren (z.B. durch Verwendung spezieller Ölarten) oder das Verfahren im Bedarfsfalle mit anderen Maßnahmen - wie etwa einer entschlackenden Kost oder intensiven Darmreinigung - verknüpfen. Die Möglichkeiten der Kombination mit dem Fasten (Teil- und Säftefasten, eventuell auch mit dem anregenden Fasten-Wandern) wurden bislang noch viel zu wenig ausgeschöpft.

Das Ölsaugen hat sich somit als Quelle und Fundus für neue, vielfältige Anregungen erwiesen. Es ermöglicht, das allzeit gefährdete Lebensschiff um manche Klippe riskanter zivilisatorischer Verhaltensweisen (Fehlernährung, Bewegungsmangel, Genußmittelmißbrauch) herumzumanövrieren und ist, richtig ausgeführt, alles andere als eine „simple" Methode.
Der Riesenvorzug des Ölsaugens:
Es eignet sich zur <u>Gesundheits-Selbsthilfe</u>. Wir müssen dazu keine Kurse belegen. Jeder kann sofort damit beginnen. Das Verfahren zeitigt keine gefährlichen Nebenwirkungen. „Erstverschlimmerungen" gehen - wenn sie denn überhaupt auftreten - schnell vorüber. Wir können selbst nach Bedarf dosieren (Häufigkeit der Anwendungen). Und das Ölsaugen ist eine Initialzündung für weitere gute Gewohnheiten, macht Appetit auf mehr Gesundheit und ein vitaleres Leben.
Das Ölsaugen öffnet auf diese Weise vielen bereits verzagten und resignierenden Menschen eine Tür zu neuem Wohlbefinden, einen Ausweg aus der Verstrickung in vielfältige Beschwerden und gesundheitliche Behinderungen. Es vertieft das Leben, indem es uns beispielsweise ins

"Mysterium des Öls" einweiht. Denn dieser Gruppe pflanzlicher Inhaltsstoffe wohnt eine ganz besondere Kraft und Qualität inne, wie wir sehen werden, sowohl als Balsam für den Körper wie auch für die Seele.
Deshalb sei jedermann/jederfrau angeraten: Öffnen Sie sich diesem ungewöhnlichen Verfahren, egal, was Sie quält - und sei es auch nur die Neugier. Alles, was wir bewußt für unseren Körper tun, jede pflegliche Zuwendung und Aufmerksamkeit, erhalten wir mit Zinseszins durch Wohlbefinden und andauernde jugendliche Spannkraft zurück!

„Heilung durch Sonnenblumenöl"

Aus dem Referat des Dr. F. Karach, eines Teilnehmers der Tagung des Allukrainischen Verbandes der Onkologen und Bakteriologen, auf der ein ungewöhnlich einfacher Heilprozeß des menschlichen Körpers erklärt wurde. Dieser Heilprozeß findet mit Hilfe des Sonnenblumenöls (= russisch: Araschid) statt.
Die Resultate des dabei skizzierten Heilverfahrens riefen Verwunderung und Zweifel über den Inhalt des Vortrages von Dr. Karach hervor. Aber nach Überprüfung seiner Öltherapie kann sich jeder von der Stichhaltigkeit seiner Argumente überzeugen und die Wirkung am eigenen Körper erproben.
„Der eigentliche Grundsatz dieses Heilverfahrens", so hieß es unter anderem in dem Referat Dr. Karachs, bestehe im „Schlürfen oder Saugen des Öls in der Mundhöhle" und darin, „daß der weitere Heilvorgang vom menschlichen Organismus allein vollzogen wird. Auf diese Weise ist es möglich, Zellen, Gewebe und alle anderen menschlichen Organe gleichzeitig zu heilen. Dadurch wird die Vernichtung der Mikroflora und damit die Zerstörung des menschlichen Organismus verhindert. So aber ist sein Gleichgewicht angegriffen und in seiner letzten Konsequenz auch seine Lebensdauer. Der Mensch lebt also praktisch um die Hälfte kürzer. Er könnte 140-150 Jahre alt werden."
Durch das Ölsaugen würden „Kopfschmerzen, Bronchitis, Zahnweh, Thrombosen, chronische Blutkrankheiten, Arthrose, Paralyse, Ekzeme, Magengeschwüre, Darmerkrankungen, Herz- und Nierenbeschwerden, Enzephalitis und Frauenkrankheiten vollkommen ausgeheilt". Ähnliches gelte beispielsweise für „chronische Blutkrankheiten, Lähmungen, Nerven-, Magen-, Lungen- und Lebererkrankungen".

Das Dokument

Papier ist nicht nur geduldig. Das niedergelegte Wort vermag viel, und manches originell beschriebene Blatt entfaltet ein Eigenleben, eine geheime Dynamik, umkreist urplötzlich wie ein Zugvogel leicht und behende den Erdball. So ähnlich erging es der Passage, die wir auf Seite 9 auszugsweise zitieren, und die zuerst im Mitgliederbrief (1/1991) der Fördergemeinschaft NATUR und MEDIZIN erschienen ist. Sie war sicher engagiert formuliert und von ehrlicher Überzeugung getragen, aber ebenso sicher ganz unschuldig und bescheiden als Diskussionsbeitrag gedacht, als sachliche Äußerung zu einer für reine Fachwissenschaftler gewiß etwas befremdlichen aber doch bemerkenswerten Beobachtung.

Genial einfach - einfach genial!

Alles Große ist einfach - das wußten die Philosophen aller Zeiten. Und dieser Satz gilt auch für die Medizin. Mit der richtigen Ernährung ist z. B. mehr zu erreichen als mit allen Arzneien. Für diese Einschätzung kann man schon den „Urvater" der Ärzte, Hippokrates, oder Paracelsus in den Zeugenstand rufen. Oder nehmen wir die Homöopathie. Auch hier zeigt sich, daß wir keinen „Kanonendonner" mit mächtigem Pulverrauch inszenieren müssen, um im Körper Großes zu erreichen. Kleinste Mengen von stimulierenden Substanzen oder durch andere Maßnahmen ausgelöste Reaktionen können bedeutende Entwicklungen zum Besseren bewirken. Ja, oft gilt: Je weniger Masse, desto ausgeprägter der Heilimpuls. Ähnliche Mechanismen mögen auch beim Ölsaugen eine Rolle spielen, obwohl wir - wie die Ausführungen des Buches zeigen werden - dabei auf solche Erklärungsmodelle eigentlich gar nicht zurückgreifen müssen. Wichtig ist es vielmehr, das Problem an der Wurzel zu packen. Auch Naturheiler wie Kneipp, Prießnitz, Schroth, Felke u.a. hörten nicht auf, der großen Zahl ihrer Bewunderer und Schüler diese Weisheit zu predigen, wenn auch meist ohne nachhaltigen Erfolg: denn Wunder, so die Meinung der meisten Menschen, sind höchst komplizierte Angelegenheiten, Ergebnis geheimer, „esoterischer" Wissenschaft. Alle großen Ärzte dagegen wußten, daß es im Grunde die einfachen Dinge sind, die über unsere Gesunderhaltung entscheiden, auch wenn die „Halbgötter in Weiß" ihre eigenen Mythen und

Verschleierungen aus Gründen des Ansehens und der Autorität gegenüber ihren Patienten durchaus pflegten und pflegen.

Das arrogante, oft anmaßende und ein wenig komödiantische Gehabe der Kollegenschaft wurde vor vielen Jahrhunderten bereits auf unübertreffliche und unvergeßliche Weise vom großen holländischen Mediziner Hermannus Boerhaave (1668-1738) aufs Korn genommen. Der Gelehrte verschaffte sich gewissermaßen einen Abgang mit Paukenschlag. Denn vor seinem Hinscheiden hatte er mit großem Tamtam eine Art Summe seines jahrzehntelangen medizinischen Ringens um Erkenntnis und um Heilung angekündigt. Deshalb versprach man sich ein tiefschürfendes Werk und vielleicht auch so manche sensationelle praktische Rezeptur für eine „ewige Jugend" und anhaltende Gesundheit. Das Ganze war noch dadurch dramatisch-dramaturgisch aufgebauscht, daß dieser medizinische Nachlaß versteigert werden sollte, ein Ereignis, zu dem aus vieler Herren Länder Wissenschaftler angereist kamen.

Den Zuschlag erhielt schließlich ein gutbetuchter Engländer, dessen Freude über die Erwerbung aber wahrscheinlich kurz war. Denn das bei der Auktion präsentierte dicke, feierlich versiegelte Werk enthielt, aufgeklappt, nur viele leere Seiten. Allein ganz am Schluß war als Resümée der zeitgenössischen Heilkunst der derbe Vers notiert:

Den Kopf halt kühl, die Füße warm,
Und pfropfe nicht zu voll den Darm!

Natürlich: In solchem lapidarem Rat erschöpft sich nicht die ganze Weisheit der Medizin. Es gibt gewiß noch viele weitere Tips, die mit Gewinn beherzigt werden können. Aber die besten darunter sind ähnlich simpel. Und auf jeden Fall fuhren auch die Patienten Boerhaaves und seiner Kollegen mit dem kleinen Spruch weit besser als mit den Praktiken der damaligen zeitgenössischen gelehrten Medizin, die sie bei allen und jedem Leiden ohne Unterschied vornehmlich mit Aderlaß und Brechmitteln quälte.

Die Berufsgenossen Boerhaaves zeigten sich wenig amüsiert und recht humorlos und nahmen ihm sein Vermächtnis sowie den unverkennbaren Seitenhieb recht übel. Sie zogen es vor, nicht über sich selbst und die Grenzen ihrer „Kunst" zu reflektieren, sondern über die Quacksalberei der Barbiere und Nichtstudierten herzuziehen - wie heute jene Kapazitäten, die für „paramedizinische" Maßnahmen wie das Ölsaugen nur Hohn und Spott übrig haben.

Was Sie sich vom Ölsaugen versprechen können

Günstige Effekte des Ölsaugens wurden auf vielen Sektoren von Gesundheitsstörungen beobachtet. Hier nur eine Auswahl in Übersicht:
* Mund-Rachen-Bereich, Zähne, Atemwege.
* Kopfschmerz und Migräne.
* Immunsystem (verringerte Infektanfälligkeit).
* Sinnesorgane (bessere Hör-, Sehleistung) und Nervensystem.
* Haut und Schleimhäute.
* Verdauungsapparat (Magen, Darm, Bauchspeicheldrüse, Leber).
* Bewegungsapparat (Rheuma).
* Nieren- und Blasenleiden.
* Körperlich-seelische Erschöpfung, herabgesetzte Vitalität.
* Herz-Kreislauf (Schutz vor Thrombosen, Herzinfarkt, Schlaganfall).

Ayurveda und die Ölziehkur

Öl ist ein ganz besonderer Saft, und die ihm innewohnenden Kräfte begeistern, bewegen, beeinflussen Menschen und Medizin seit Urzeiten. Wir müssen nur einige Entwicklungen aus unserer jüngsten Vergangenheit und Gegenwart Revue passieren lassen, um hiervon einen kleinen, ausschnittartigen Eindruck zu gewinnen: Öl ist z.B. **die** Arznei des Ayurveda-Heilsystems, einer vor Jahrtausenden in Indien entwickelten Behandlungsweise bzw. einem ganzen Komplex an einzelnen therapeutischen Verfahren. In Kreisen gesundheitsbewußter Menschen haben sich bestimmte Therapien aus diesem breiten Spektrum - trotz ihrer exotischen Namen - schon herumgesprochen. So etwa der berühmte Stirnguß mit Öl **(Shirodhara)**. Angewendet wird der sanfte, kontinuierliche Ölstrahl z.B. bei Schlafstörungen oder Bluthochdruck. Oder die Synchron-Ganzkörpermassage **(Abhyanga)** mit Sesamöl, durchgeführt von zwei Therapeuten. „Synchron" deshalb, weil gleichzeitig miteinander korrespondierende Körperteile beeinflußt werden sollen und sich so ein neues Gleichgewicht des Körpers einpendeln kann. Auch beim **Pizzichili** massieren den Patienten gleichzeitig zwei Therapeuten, und zwar mit einem Öl, dessen Temperatur ständig ansteigt (hilfreich bei Rheuma, Beschwerden des Bewegungsapparats). Oder man denke etwa an die vielfältigen **Aromadampfbäder** (ätherische Öle, Duftöle). Solche

Maßnahmen gelten vor allem der Verbesserung der Ausscheidungsfunktionen, der Körperreinigung und Entschlackung. Geradezu klassisch ist z.B. **„Panchakarma"** (= die fünf „Anwendungen") geworden, eine Folge von Reinigungszyklen, bei denen das Öl eine zentrale Rolle spielt. Schon bei der Initiierung des Ausleitungsprozesses, der Mobilisierungsphase, werden sie innerlich und äußerlich verabreicht (u.a. Massagen mit medizinischen Ölen). Die eigentliche forcierte Ausscheidung wird dann mit weiteren spezifischen Mitteln der Ayurveda-Medizin eingeleitet, zu denen wiederum ölige Bestandteile gehören. Hinzu kommen, je nach Beschwerdebild, noch vielfältige Möglichkeiten der Ölanwendung, z.B. zur Lockerung von Verspannungen im Nackenbereich bei Kopfschmerzen.

Gandhusa - die Ayurveda-Mundspülung mit Sesamöl

Erst nachdem das Ölsaugen bei uns eine so unerhört steile Karriere gemacht hatte und immer mehr Menschen das Verfahren anwendeten, wurde man darauf aufmerksam: Auch im altindischen Ayurveda gibt es eine ähnliche Praxis, und zwar die **regelmäßige Mundspülung mit gereiftem Sesamöl**. Diese Maßnahme der morgendlichen Körperpflege unterscheidet sich in mehrfacher Hinsicht vom Ölsaugen, weist aber doch erstaunliche Gemeinsamkeiten mit ihm auf. Und diese auffällige Parallele ist ebenfalls so etwas wie ein Praxis-Beleg für die weitreichende Wirksamkeit und Bedeutung dieses so einfachen wie gründlichen und grundlegenden Verfahrens.

So führen Sie die ayurvedische Mundspülung durch

- Verwendet wird gereiftes Sesamöl (siehe Seite 14). Von diesem nimmt man einen Eßlöffel in den Mund, „kaut" damit ohne Anstrengung und saugt es durch die Zahnzwischenräume.
- Anwendungsdauer: Anders als beim eigentlichen Ölsaugen nur etwa zwei bis drei Minuten.
- Abschließend wird mit dem verflüssigten Öl noch gegurgelt, um die Mandeln zu säubern, freizumachen, zu reinigen. Danach spuckt man das Öl wieder aus.
- Eine solche Spülung können Sie auch zwei- bis dreimal hintereinander durchführen.

Vom richtigen Zeitpunkt: Morgenstund sollte Öl im Mund haben - die Reinigungsmaßnahmen vollziehen sich im Ayurveda traditionell in aller Frühe und Frische.

Was die ayurvedische Mundspülung bewirkt
Man verspricht sich davon vor allem stärkende Wirkungen auf das Immunsystem und einen Schutz vor Infektionskrankheiten. Das Zahnfleisch wird gefestigt und zeigt sich widerstandsfähiger gegen Entzündungen. Der Mund- und Rachenraum gewinnt seine Barriere-Funktion gegenüber den Attacken von mikrobiellen Eindringlingen zurück. Dies gilt auch im Hinblick auf krankmachende Pilze (Candida albicans).

Unter „gereiftem" Sesamöl versteht man im Ayurveda solches Öl, das vor der Anwendung auf etwa 110° C erhitzt wurde.
Als Grundlage dient dabei immer hochwertiges, natives, kaltgepreßtes Sesamöl. Doch warum wird dieses nun erhitzt und - nach unserem westlichen Verständnis - in gewissem Umfang deutlich in seinem Wert gemindert, denaturiert?
Die Maßnahme erfolgt in diesem Fall deshalb, weil das Öl durch die Wärmebehandlung dünnflüssiger ausfällt und in einer solchen Form wesentlich besser in die Haut einzieht.
Gereiftes Sesamöl gibt es zu kaufen; Sie können es aber natürlich auch leicht selbst herstellen.
So gehen Sie dabei vor: Geben Sie das Öl in einen Topf und erwärmen Sie es ganz allmählich. Um zu verhindern, daß es zu heiß wird, fügt man einige Tropfen Wasser hinzu: die Tröpfchen zerplatzen dann bei 100° C und zeigen so auch mit einem akustischem Signal an, daß die Zeit der Reife (fast) erreicht ist.
Ayurveda-Praktiker bereiten sich auf diese Weise immer gleich den Bedarf für mehrere Tage zu. Dieser Bedarf ist beträchtlich, da auch Körpermassagen mit gereiftem Sesamöl durchgeführt werden. Danach lagert man das Öl an einem kühlen Ort und erwärmt es vor jeder Verwendung kurz im Wasserbad auf Körpertemperatur.

Kavala - Ayurveda-Ölkur für Mund und Rachen
Im Ayurveda kennt man noch eine weitere Form der Sesamöl-Mundspülung, die allerdings nicht jedermanns Sache sein dürfte.
Anleitung für die Kavala-Methode: *Wieder nimmt man gereiftes Sesamöl.*

In diesem Fall jedoch deutlich mehr als einen Eßlöffel. Der Mund muß gut gefüllt sein, so sehr, daß die Backen aufgeblasen erscheinen. Das Öl behält man nun, ohne es zu kauen, für etwa 10 Minuten im Mund. Tränende Augen sind ein Zeichen dafür, daß die Anwendung ihren Zweck erreicht hat.
Worin besteht der Zweck einer solchen Übung? Kavala soll nach Dr. med. Ernst Schrott anregend auf die Mundspeicheldrüsen wirken, das Zahnfleisch kräftigen und insbesondere vor Parodontose schützen. Außerdem gehen von dieser Praxis regulierende Wirkungen auf die gesamten Verdauungsabläufe aus.

2. Kapitel
Die Wirkungsgrundlagen des Ölsaugens

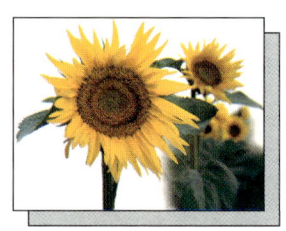

Horace Fletcher und die Kunst des Kauens

Genie, so kalkulierte Goethe, setzt sich aus 20 Prozent Talent und 80 Prozent Arbeit und Fleiß zusammen. Dies trifft auf die Kunst des Kauens zu, wie sie vor nunmehr annähernd 100 Jahren der Amerikaner Horace Fletcher kreierte.

Die Bilanz seines bis dahin 40-jährigen Lebens war durchwachsen bis desaströs, geschäftlich zwar von Erfolg geprägt, ansonsten aber niederschmetternd: 94 kg brachte er bei nur 167 cm Körpergröße auf die Waage; ständig plagten ihn Müdigkeit, quälte ihn eine stockende, schlechte Verdauung. Nachts machte er kaum ein Auge zu, und wenn, dann ohne erholsamen Schlaf zu finden.

Denkbar schlechte Perspektiven für die Zukunft - trotz vieler Dollars auf der hohen Kante. Und dazu paßte dann noch der Schock, das Damaskus-Erlebnis des Amerikaners: Als er eine Lebensversicherung abschließen möchte, verweigern ihm die Gesellschaften einen Vertrag. Offenbar glaubt man dort nicht mehr an eine Zukunft des bislang doch so erfolgreichen Selfmademan. Die Welt hat, so scheint es in diesem Moment, Horace Fletcher abgeschrieben.

Dies war voreilig, denn man sollte noch manches von ihm zu hören bekommen, und sein Ruf sollte bis in die alte Welt vordringen. Verantwortlich dafür war z. B. die Hartnäckigkeit Fletchers und so mancher Zufall. Als Kämpfernatur war es nicht seine Art, klein beizugeben.

Fletcher will dem ihm offenbar zugedachten unerbittlichen Schicksal und der drohenden Frühinvalidität ein Schnippchen schlagen, erleidet aber erst einmal Schiffbruch. Denn seine Odyssee zu den ärztlichen Kapazitäten seiner Zeit (er kann sich die Konsultierung jeder Koryphäe leisten) bringt ihm einen großen Schatz an neuen lateinischen Vokabeln und medizinischen Fachausdrücken ein, aber keine erkennbare Hilfe oder Linderung von

Beschwerden. Ähnlich geht es dem Amerikaner in Europa, wo er die Parks berühmter Kurorte und die dazugehörigen Praxen angesehener Kurärzte kurzatmig durchstreift und die berühmtesten Spezialisten befragt. Alles ergebnislos bis auf die alte Erfahrung: Außer Spesen nichts gewesen.

Sein Ärger und die Enttäuschung über komplizierte aber ineffiziente Rezepturen und Mixturen der Experten – ein auch heute verbreitetes Phänomen - brachten Fletcher zusätzlich nur noch Depressionen ein. Da erinnerte er sich, eher zufällig, an den Rat eines notorisch gesunden und vitalen älteren Freundes, der einmal beiläufig zu ihm gesagt hatte: „Du mußt mehr laufen und besser kauen". Arg simpel und lapidar, ein solcher Rat, von einer derartigen Beiläufigkeit, daß man ihn leicht und gern überhört. Er hat aber den Vorzug, problemlos und ohne Einschaltung der Pharmazie und angeblicher Gelehrsamkeit in die Tat umgesetzt werden zu können.

Jedem Bissen widmet Fletcher fortan seine volle Konzentration. Ob Brot, Kartoffeln oder Obst, Milch, Käse oder Fleisch: nichts passiert seine Kehle, ohne vorher vollständig in einen flüssigen Nahrungsbrei verwandelt worden zu sein. Gekaut wird auch die eh schon flüssige Nahrung (Säfte), selbst weiche Kost, wie etwa Bananen, gelangt nur nach gründlicher zahntechnischer Behandlung in den Magen. Fletcher kaut sogar seinen Tee und speichelt ihn dadurch gründlich ein. Pro Mahlzeit, so seine persönliche Statistik, kommt er dadurch auf gut 2.500 „Kauakte".

Die Folge des Kiefer-Kraftakts: Obwohl Horace Fletcher nun einen guten Appetit aufweist, nimmt er nach kleinen Anlaufschwierigkeiten innerhalb weniger Monate 40 Pfund ab. Und vor allem fühlt er sich wieder besser und jünger. Statt auf dem letzten Loch zu pfeifen, könnte er geradezu Bäume ausreißen. Die neue Vitalität dokumentiert sich in erstaunlichen sportlichen Hochleistungen. Fletcher, der Bewegungsmuffel und Büromensch, wird zum passionierten Radfahrer und legt Strecken von über 200 km am Stück zurück, ohne Anzeichen von Erschöpfung zu zeigen – und das an seinem 60. Geburtstag.

Die Wissenschaft, die sich für den flotten Senior zu interessieren beginnt, ist vor allem über eine Feststellung verblüfft und geradezu entgeistert: Denn in Tests an renommierten Universitätsinstituten unter Leitung von Prof. Chittenden wird klipp und klar und unwiderleglich nachgewiesen, daß Fletcher bei allen diesen Extremleistungen nur etwa ein Drittel der Nahrungsmenge zu sich nimmt, welche die zeitgenössische Ernährungs-

wissenschaft dem trägen und im Hinblick aufs Kauen mundfaulen Durchschnittsamerikaner empfiehlt.
Parallel dazu, fast gleichzeitig mit Fletcher hatte sehr weit entfernt, in der damals noch existierenden K&K-Monarchie, ein weiterer Kaukünstler die Saat für eine künftige, noch nachwirkungsträchtigere Therapie gelegt: Dr. Franz Xaver Mayr, noch heute vielen Menschen bekannt als Schöpfer der „Semmel-Kur". Dr. Mayr vertrat mit vielen guten Argumenten die Auffassung, daß der moderne Mensch das Kauen erst mühsam wieder erlernen müsse, daß aber die (Wieder-)Aneignung dieser eigentlich selbstverständlichen Fertigkeit besonders seiner Verdauung und der Gesundheit und Funktionstüchtigkeit des Darmes geradezu zum Segen gereiche.

Die Fletcher-Praxis
Wer wollte es nicht am eigenen Leib erfahren, jene reale Heilungsgeschichte, wie sie dem geplagten Amerikaner zuteil wurde?
Offenbar nichts leichter als das: **Einfach gut kauen.** Und als moderne, aktuelle Neuerung mit zusätzlichen Effekten: **Öl-Kauen zur Ankurbelung vielfältiger Stoffwechselprozesse!**
Und nicht vergessen: zusätzlich zur Anregung des Stoffaustauschs und zur Durchlüftung der Gewebe natürlich auch **trimmen**. Das Kauen selbst darf als Trainingsgutschrift allerdings, bei aller Hochachtung vor der Vielzahl von Kieferbewegungen, nicht eingerechnet werden. 300 km per Rad müssen es nicht sein; aber regelmäßige Spaziergänge mit Laufeinlagen gehören einfach dazu (natürlich auch jede andere Art von körperlicher Betätigung, vornehmlich im Hinblick auf Dauerbelastung).
Das Einfache siegt also auf ganzer Linie über die komplizierten Anweisungen: diese alte, vielfach bestätigte und erlebte Weisheit zeigt ihre Aktualität momentan am Eindrucksvollsten im Zusammenhang mit der Popularität und den unbestreitbaren Erfolgen des Ölsaugens.

Neue Kaukultur nach Horace Fletcher
So wird's gemacht
Sehr gut üben läßt sich das Kauen mit einem Trick, den Dr. Franz Xaver Mayr in die Kur-Praxis eingeführt hat: dem Kauen und Verflüssigen **altbackener, zäher Brötchen (Semmeln)**. Daß es sich dabei um Weißmehl-Produkte handelt, muß in diesem Falle ausnahmsweise nicht stören.

Sie sollen zäh-elastisch sein, denn nur so setzen sie den Zähnen und dem Kiefer lang genug Widerstand entgegen und werden erst allmählich durch und durch verflüssigt. Außerdem kann man dabei wechselnden Geschmacksnuancen sehr gut „nachspüren", z. B. wenn sich die Stärke in Zucker verwandelt und der Bissen an Süße gewinnt.
Die neue Lust am Kauen läßt sich aber auch mit einem kräftigen Kanten Vollkornbrot, mit Reis, einem Apfel, Sonnenblumenkernen natürlich oder Nüssen (sparsam, Nuß für Nuß) usw. entwickeln. Der Esser kommt also gewissermaßen wieder „auf den Geschmack", er lernt eine vertiefte Art des Genießens.
Grundsatz ist stets: Mindestens 30x kauen! Sie werden merken, wie schwierig das zuweilen ankommt. Wir müssen uns den **Schluckreflex,** der sich gewohnheitsmäßig viel zu früh einstellt, mühsam wieder abtrainieren. Wer Probleme damit hat, die Nahrung trainingsweise derart ausdauernd zu kauen, kann erst einmal als „passives Mitglied" in den Fletcher-Verein eintreten: Ein Stück Vollkornbrot einfach einige Minuten im Mund behalten, ohne zu kauen. Dabei spüren und erleben Sie dann, wie der Speichel allmählich von der Speise Besitz ergreift und - steter Tropfen höhlt den Laib - das Werk der Ernährungsbearbeitung in Eigenregie an sich reißt.

In der Makrobiotik geht man ebenfalls davon aus, daß dem Kauprozeß ein besonderer Stellenwert für unsere Gesunderhaltung zukommt. Wie dies auch Fletcher empfahl, soll demnach jeder Bissen ganz und gar verflüssigt sein, bevor er im Magen landet. Auch bei Getränken empfiehlt es sich, diese vor dem Schlucken etwas im Mund zu behalten und mit Speichel zu durchmischen.
Faustregel der makrobiotischen Heilkost: In „gesunden Zeiten" jeden Bissen etwa 50mal kauen. Bei Vorliegen von chronischen Leiden jeweils 100mal oder noch mehr Kauakte einplanen und einlegen!
Ein Verdienst der Makrobiotik ist es übrigens auch, ein Phänomen schon sehr früh erkannt zu haben, auf das wir noch zu sprechen kommen werden: „Viel Kauen macht den Kopf klarer" (Marga Bahnemann).

Durch manches im Leben muß man sich „durchbeißen" - so auch zur Gesundheit. Hier heißt es: feste kauen und dadurch doppelt ernten. Einmal eine problemlosere Verdauung, und darüber hinaus wieder mehr Genuß an ursprünglicher Nahrung.

Denn selbst so „Langweiler" (weil kaum mit starken Geschmacksreizen ausgestattete Feldfrüchte) wie Möhren entfalten, bewußt verzehrt und ausreichend im Mund ausgekostet, ganz neue, interessante Geschmacksempfindungen.

Tödlicher „Schnell"-Imbiß

Übrigens: Ungenügendes Kauen, hastiges Schlucken kann lebensgefährlich sein. Die Statistik lehrt nämlich, daß allein in der Bundesrepublik Deutschland pro Jahr etwa 500 Menschen ersticken, weil sie einen Bissen gewohnheitsmäßig viel zu eilig herunterwürgen. Langfristig gesehen dürfte die Bilanz noch düsterer ausfallen, nimmt man die verlorenen Lebensjahre infolge ruinierter Verdauungsorgane und nachfolgender Krankheiten hinzu, die durch ungenügende Kau-Praxis hervorgerufen werden.

Das Einfallstor der meisten Übel: Mund und Rachenraum

Wir haben bereits darauf hingewiesen: Was man bislang über die Wirkungen und den therapeutischen Nutzen des Ölsaugens wußte oder mutmaßte, blieb recht vage. Dieses lange Zeit unscharfe Bild wollen wir mit dem vorliegenden Buch näher betrachten, besser ausleuchten und so auch viele neue Gesichtspunkte zur Erklärung der beobachteten Erfolge beitragen. Dabei kann man sich aber – leider – nicht auf kontrollierte medizinische Untersuchungen stützen. Die Forschung berührt das Thema nur mit spitzen Fingern. Ein klein wenig kann man dies natürlich verstehen, klingen die Begründungen für die beschriebenen Wirkungsweisen in Fachkreisen doch reichlich weit hergeholt, sehr laienhaft und geradezu abwegig.
Trotzdem: Wer etwas verwirft, ohne es überhaupt zu prüfen, arbeitet nicht wissenschaftlich und setzt sich zumindest dem Vorwurf der Arroganz aus. Tatsache ist, daß man bei der Beurteilung des Verfahrens auf die Erfahrungsberichte von Anwendern – in der Regel Patienten, denen die herkömmliche Medizin nicht so recht hat helfen können – angewiesen ist. Dies bedeutet Schwäche und Stärke zugleich. Einmal kommt es bei jedem Heilmittel im Grunde nur darauf an, ob es wirklich hilft („Wer heilt, hat recht"). Dies ist die Nagelprobe für seine praktische Bedeutung, sein Wirksamkeitsnachweis „in vivo". Andererseits sind solche persönlichen

Erfahrungen und Eindrücke natürlich subjektiv geprägt und mancherlei Zufälligkeiten unterworfen. Kurzfristige Placebo-Effekte können nicht ausgeschlossen werden – sind jedoch bekanntermaßen auch Begleiterscheinung vieler schulmedizinischer Therapien.
Wenn man dies alles im Auge behält, so bleibt es trotzdem erstaunlich, wie zuverlässig sich das Ölsaugen bisher in der praktischen Nutzanwendung bewährt hat, und zwar auf verschiedensten Gebieten körperlich-seelischer Mißbefindlichkeiten. Von der überaus großen Spannbreite möglicher positiver Effekte wollen wir im nachfolgenden Teil des Buches einen kleinen Eindruck vermitteln, und den Beginn bildet dabei das „Einfallstor allen Übels" – der Mund- und Rachenraum.
Am plausibelsten sind natürlich die Wirkungen in diesem Bereich unmittelbarer Einwirkung des Öls, im Mund, Rachen (einschließlich Mandeln), beim Zahnfleisch und den Zähnen. Das Ölsaugen deckt ein gewisses Defizit in unserer normalen Fürsorge für diese wichtige Pforte unseres Körpers auf: Wir neigen offenbar dazu, diesen Teil gedankenlos nur zu beanspruchen und versäumen dabei, den obersten Verdauungsabschnitt bewußt zu pflegen – sehen wir einmal vom Zähneputzen ab, das z.T. ein recht martialischer, aggressiver Eingriff in die Ökologie des Mundes und - bei ungeeigneter Zahnbürste/Zahncreme – fast so etwas wie eine regelmäßig wiederkehrende Körperverletzung darstellt.
Von Massagen wissen wir, wie entspannend und hautpflegend der Kontakt mit balsamischem Öl sein kann („Balsam für die Wunden"). Dies bringt die örtliche Blutzirkulation, den Stoffaustausch in den Geweben in Schwung, führt zur Auflösung von Verkrampfungen, Blockaden und zur Ankurbelung von Entschlackungsvorgängen.
Warum sollte ähnliches nicht auch beim Ölsaugen ablaufen?
Die Schleimhäute des Mundes werden beansprucht, gereinigt, von Ablagerungen befreit, und zwar äußerst sanft, ohne sie zu verletzen, gewissermaßen mit Schutzfilm. Ebenso werden die Speicheldrüsen angeregt. Das Zahnfleisch zeigt sich besser durchblutet, und die Mikroökologie (Bakterienbesiedelung des Mund- und Rachenraumes) wird mit großer Wahrscheinlichkeit positiv beeinflußt.
Dies ist aber noch längst nicht alles. Auch auf diesem eng begrenzten Sektor erweist sich die Wirkungsweise des Ölsaugens als umfassend. Denn nicht nur der Mund, auch die sonstigen Schleimhäute im Kopfbereich, die Speicheldrüsen werden durch das Ölkauen in einen angeregten Zustand der

Ausscheidung versetzt. Wer das Ölsaugen praktiziert (besonders wenn er dies morgens tut), stellt fest, daß sich die Nasengänge, die Nebenhöhlen sehr intensiv selbst reinigen. Auch dort also werden die Schleimhäute aktiviert und die Schalter gewissermaßen auf „Großputz" gestellt.

Ganz sicher ist der Mund-Rachenraum ein Teil jenes Systems, das man als körpereigene Müllabfuhr bezeichnen kann. Wenn wir „entschlacken" - und dies müssen wir eigentlich permanent tun, um nicht im vom Körper selbst produzierten Abfall zu ersticken -, dann geschieht dies über sämtliche dafür vorgesehene Wege und Kanäle.

Beim Fasten z. B. wird der Regulierung der Verdauung große Aufmerksamkeit geschenkt, und es gibt mehr als ein halbes Dutzend an wirksamen Darmreinigungs-Verfahren: u.a. Bitter- und Glaubersalz, Klistier, Colon-Hydro-Therapie, ayurvedische Kräuteranwendungen, Sauerkrautsaft, Heilerde, Molke. Es liegt im Hinblick auf die Entschlackung und Entsäuerung doch aber eigentlich nahe, zukünftig den oberen Verdauungswegen ebenfalls mehr Aufmerksamkeit zu schenken. Denn verbrauchte Stoffwechselprodukte werden auch über sie ausgeschieden, und eine Stimulierung der Schleimhautregion Mund-Rachen ergibt im Zusammenhang mit der Entgiftung und einer umfassenden Reinigung des Körpers durchaus Sinn.

Ölsaugen - Reinigung der Schleimhäute und Entschlackung

Eine der ganz besonders auffälligen Wirkungen des Ölsaugens bzw. Ölkauens bezieht sich auf die Reinigung des Rachenraumes und der Kopfhöhlen durch vermehrte Schleimabsonderung und dessen zügige Ausscheidung (die Säfte kommen „ins Fließen").

Gerade dieser Mechanismus ist im Falle von schweren chronischen Leiden in aller Regel gestört oder fast ganz unterbrochen. Die Schleimhäute können sich dann nicht mehr selbsttätig reinigen und von belastenden Substanzen befreien – und dies gilt nicht zuletzt auch für den gestörten (Dick-) Darm.

Das Verdienst, auf diesen für jeden Praktiker offensichtlichen Zusammenhang aufmerksam gemacht zu haben, kommt der Ärztin Dr. Johanna Budwig zu. Sie machte diese Beobachtung schon in den 50er Jahren in Verbindung mit „gestörter Schleimhautsezernierung" (trockenen Schleimhäuten) und dem häufigen Auftreten von Krebserkrankungen. Auch die schon damals weitverbreitete Stuhlverstopfung führte die Ärztin „in erster

Linie auf verhinderte Schleimsekretion in den Darmpartien" zurück. Solche Auffälligkeiten – von der Schulmedizin bis heute hartnäckig ignoriert – sind jedem Behandler bestens vertraut.

Oft bestehen zwar im Falle von schweren Leiden ausgeprägte Verschleimungen besonders im Kopfbereich und im Verdauungstrakt. Dies beruht jedoch nicht auf einer besonderen Leistungskraft des Ausscheidungsmechanismus, sondern im Gegenteil auf der Unfähigkeit, diese wichtigen Kontaktstellen des Körpers (das innere Äußere gewissermaßen) funktionsstark „frei" zu machen, zu reinigen, atmen zu lassen.

Der „Fall Budwig" hat in den 50er und 60er Jahren Schlagzeilen gemacht und ist alles andere als ein Ruhmesblatt für den Wissenschaftsbetrieb. Denn die Ärztin hatte beispielsweise schon 1951(!) auf spezielle, inzwischen unumstrittene, Risiken des Atemgiftes Nitrit hingewiesen, ein Stoff, der auch heute noch in Wurstwaren und Fleisch zur Haltbarmachung eingesetzt wird. Der Dank der Medizin und Forschung für solche wertvollen Fingerzeige: Verunglimpfungen, Rufmord, Verfolgung bis hin zu Strafprozessen u. ä.

Doch bleiben wir bei unserem Thema und was hier besonders interessiert:
Die Bedeutung der „Schleimhautsezernierung" ist ein weiteres Argument für das Ölsaugen. Denn auf diesem Sektor wirkt das Verfahren in der Tat „befreiend", was zuerst natürlich im gesamten Bereich der oberen Luftwege verspürt wird. Es kommt vor, daß Anwender schon bald, nachdem sie mit dem Ölsaugen begonnen haben, das erste Mal seit Jahren tief und unbelastet Luft schöpfen können und das Gefühl haben, ein festsitzender Belag auf den Schleimhäuten habe sich gelöst.

Eine veränderte, verhinderte Schleimabsonderung hat gravierende Folgen und spielt auch bei der Arthrose (Verschleiß der Gelenkknorpel) eine Rolle, ebenso wie beim Asthma und dem Mißglücken der Entgiftung allgemein, nicht nur im Bereich des Kopfes oder der Verdauung also. Sie ist deshalb, so das Urteil von Dr. Budwig bereits vor gut vier Jahrzehnten, „ernster zu nehmen als man das schlechthin tut". Denn: „Die Schleimhautsezernierung im Epithel gehört zu den Kardinalfunktionen des lebenden Organismus, und die Intaktheit dieser Funktion oder die Beeinträchtigung durch Fehlen der zur Schleimhautbereitung erforderlichen Substanzen ist eine Kardinalfrage für die Gesundheit und Unversehrtheit des gesamten Organismus".

Unser Tip, unterstützend zum Ölsaugen:
Hochungesättigte Fettsäuren (immer zusammen mit Vitamin E einnehmen) verbessern die Funktionstüchtigkeit der Schleimhäute und unterstützen deren Selbstreinigungsvermögen.
Verwenden Sie deshalb als Fett in der Küche besonders und vorwiegend hochwertige Pflanzenöle, kaltgepreßt, aus ökologischem Anbau. Eine Kostbarkeit darunter ist das Leinöl (Dr. Budwig empfahl eine besondere Öl-Eiweißkost bei Krebserkrankungen). Empfehlenswert sind darüber hinaus Weizenkeimöl (enthält besonders viel Vitamin E) sowie natürlich Sonnenblumenöl, das auch innerlich angewendet für die Gesundheit sehr wertvoll sein kann.

Ölsaugen und Entgiftung über die Speicheldrüsen

Der Mechanismus „Ausscheidung über die Speicheldrüsen" gilt vielen Autoren als eine ganz zentrale Wirkungsgrundlage für die vielfältigen Effekte der Ölzieh-Kur. Und in diesem Zusammenhang können wir auf ein weiteres Dokument der russischen Volksmedizin verweisen, niedergelegt im Werk „Heilkräfte: Die Reinigung des Organismus" (erschienen in St. Petersburg) von G. P. Malachow. Dort heißt es unter anderem: „Unsere Speicheldrüsen spielen nicht nur eine wichtige Rolle bei der Verdauung, sondern auch bei der Ausscheidung von verschiedenen Stoffwechselprodukten und Giften. Beim Ölkauen und Lutschen erhöht sich der Blutfluß durch die Drüsen um das Drei- bis Vierfache: Die reinigende Wirkung dieser speziellen Filter wird damit erheblich gesteigert. Der Organismus befreit sich so von schädlichen Mikroben, Toxinen und Säuren, der Gasaustausch wird verstärkt und der Stoffwechsel aktiviert".

Solche positiven Anstöße zeigen unmittelbare Wirkungen beim Patienten und Anwender des Verfahrens. Was die Erfahrungsberichte zum Ölsaugen angeht, so sticht vor allem die oft geradezu **dramatisch verbesserte Infektabwehr** ins Auge. Bei der Fördergemeinschaft NATUR UND MEDIZIN e.V. (Bonn) hat man dazu reichlich Erfahrungsberichte gesammelt. Stellten sich sonst regelmäßig mit den kühleren Tagen des Jahres Erkältungskrankheiten ein, so bleiben sie fortan (völlig oder weitgehend) aus oder verlaufen deutlich milder. Dies gilt in vielen Fällen für Husten, Auswurf, Bronchitis, Halsschmerzen, Schnupfen. Grippewellen werden schadlos überstanden, und auch belastende Nasennebenhöhlen-Entzündungen und Vereiterungen in diesem Bereich treten kaum oder gar nicht mehr auf. Solche Erfahrungen und Erfolge sind keine Nebensächlichkeiten. Denn gerade die **Stirnhöhlenentzündungen** heften sich häufig zäh an die Betroffenen und sind mit herkömmlichen Mitteln kaum vollständig auszuheilen. Entsprechende Beschwerden kehren üblicherweise mit steter und unguter Regelmäßigkeit wieder, mit einer deutlichen Tendenz zur Verschlimmerung der Symptome.

Weitere wichtige Wirkungen des Ölsaugens

Dadurch, daß das Öl-Speichelgemisch im Mund ständig in verschiedener Weise (Pressen, Saugen, Kauen, Ziehen) bewegt wird, reinigt das Ölschlürfen auch alle weniger zugänglichen Bereiche des Rachenraums. Beispielsweise mobilisiert es „Altlasten" in den Nasennebenhöhlen. Anwender berichten dann, daß sich „gammelige", übel riechende Absonderungen beim Ölsaugen lösen, eine Wahrnehmung, die zu Beginn der Praxis deutlich ausgeprägt ist, dann schwächer wird und schließlich, wenn der Reinigungsprozeß vollendet ist, ganz verschwindet. Läßt man das Ölsaugen dann längere Zeit sein, stellt sich die zuvor beobachtete und beseitigte „Verschlackung" allmählich wieder ein.

Auch in dieser Hinsicht gilt: Permanente, unerkannte „Störfelder" werden im Sinne einer Gesundung, Erholung, Befreiung, Entlastung, Reinigung und Normalisierung durch das Ölsaugen saniert. Den Selbstreinigungskräften des Körpers wird ein wenig unter die Arme gegriffen, und zwar auf sanfte, nicht brutal-inversive Art (wie dies oft bei hochwirksamen Arzneimitteln der Fall ist). Den Rest erledigt dann das eingespielte Team der Reinigungstrupps unseres Organismus ohne bewußtes Zutun.

Überzeugende Indizien für die Bedeutung des Mund- und Rachenraumes für unsere Gesundheit

Erinnert sei im Zusammenhang mit der Bedeutung des Rachenraumes an Ferdinand Huneke (1891-1966), den Begründer der Neuraltherapie, und an seine Erkenntnis, daß von Störfeldern im Mundbereich (entzündete Mandeln, tote Zähne, Nasennebenhöhlen.) schädliche Wirkungen auf entfernte Organe ausgehen können, und daß somit vielerlei Krankheiten ursächlich durch die Beseitigung von solchen Herden geheilt werden können.

Innerhalb der ganzheitlichen Zahnmedizin spielt die Elektroakupunktur nach Voll (EAV) eine nicht geringe Rolle. Hier steht ebenfalls der Mund, das sensible, komplexe Instrument unserer Umweltwahrnehmung und des Austauschs mit ihr, im Mittelpunkt der Diagnose und Therapie.

Ein ähnliches – energetisch ausgerichtetes – Verständnis des Körpergeschehens liegt gerade auch den Modellen der Traditionellen Chinesischen Medizin (TCM) zugrunde. In diesem Fall sind es besondere Energiepunkte (Reflexzonen), zahlreich im Kopfbereich angesiedelt, deren Stimulierung oder Reizung bestehende Blockaden aufzulösen und so die gestörte Funktion von Organen zu normalisieren vermag. Dazu wurden im Lauf von Jahrtausenden zahlreiche Spezialformen der Beeinflussung und Harmonisierung entwickelt. So z. B. die Ohrakupunktur, ein Behandlungsansatz, mit dem bei bestimmten Krankheitsbildern ebenfalls erstaunliche Erfolge zu erzielen sind.

Der Mund - ein Spiegel für Diagnostik und Therapie

Den Mund kann man nicht nur zu voll nehmen (in vieler Hinsicht), man muß ihn auch für voll nehmen. Beispielsweise als Spiegel unserer inneren körperlichen Verfassung. Eines der einfachsten diagnostischen Hilfsmittel aus Ärztemund klingt uns allen noch im Ohr: „Zunge herausstrecken!" Am Zungenbelag, dem Aussehen des harten und weichen Gaumens, des Zäpfchens und natürlich der Mandeln läßt sich besonders im Hinblick auf fiebrige Erkrankungen, Erkältungen und Grippe manches ablesen. Es gibt darüber hinaus noch eine richtiggehende Zungendiagnostik. Vielfältige Veränderungen an diesem höchst beweglichen und vielbeanspruchten Teil unseres Körpers zeigen verborgene Konfliktherde im Organismus an, lassen Veränderungen erkennen, noch ehe konkrete Symptome uns plagen, offenbaren Schwachstellen des regulativen Zusammenwirkens seiner Teile, vor allem der Verdauungs- und Entgiftungsorgane:

- **Magenstörungen** äußern sich in einem pelzig-gräulich-weißlichen Belag und einer weißen Schicht an der Spitze der Zunge (letzteres ist besonders im Hinblick auf Schleimhautprobleme aufschlußreich).
- Bräunlich-rötliche Verfärbungen weisen auf Stauungen des **Gallenflusses**

und Pfortadersystems hin. Ähnliches gilt dann, wenn die Zunge rechtsseitig angeschwollen ist.
• Veränderungen (Entzündungen, Funktionseinbußen) im Bereich des **Zwölffingerdarms** signalisiert ein weißer Belag, der sich in der Mitte der Zunge gebildet hat.
• Befinden sich links an der Zunge wunde Stellen und deutlich abgegrenzte Rötungen, kann die **Bauchspeicheldrüse** (Pankreas) betroffen sein.
• Ein Indiz für mögliche ernsthaftere **Darmstörungen** (entzündliche Prozesse, Geschwüre) sind weißliche Stellen im hinteren Drittel der Zunge bzw. „lehmige Beläge".
• Zeigt sich die Zunge intensiv rotglänzend (auch als „Lackzunge" bezeichnet), kann die **Leber** belastet und in ihrer Funktion beeinträchtigt sein. Solche Schädigungen können sich auch durch gelbliche Beläge äußern, einschließlich einer gelblich belegten Zungen-Unterseite.

Merke a:
Allein schon die Bewegung, das viertelstündige Training von Backen- und Schläfen-Muskeln, die angeregte Arbeit von Kiefer, Zunge u. a. bringt manches im Kopfbereich (und darüber hinaus) in Wallung. Nichts ist so schädlich und am Ende tödlich, wie das Erlahmen elementarer Ausscheidungs- und Austauschprozesse. Das Kauen und Ziehen wirkt als Stimulans weit über den Bereich der Zähne und des Zahnfleisches, der Mundhöhle hinaus. Dies leuchtet auch deshalb schon ein, weil allein das Kauen vielfältige Muskelpartien des ganzen Kopfes, Halses, Nackens beansprucht und trainiert.

Merke b:
Das Ölkauen ist eine ganzheitliche Mundpflege und deshalb besser als die üblichen Methoden, insbesondere das uns allseitig so nachdrücklich empfohlene Zähneputzen. Die Zahnbürste ist eine relativ junge menschliche Errungenschaft. Auch ohne dieses Hilfsmittel bringen es die Tiere (besser als der Mensch) fertig, ihre Zähne zu erhalten. Zahnbürsten und desinfizierende Zahnwässer schädigen vielmehr oft das „Ökosystem Mund". Die kratzenden Borsten sind so etwas wie ein barbarischer Angriff auf den Zahnschmelz und das empfindliche Zahnfleisch. Mundwässer zerstören die Mikro-Ökologie, vernichten nützliche wie schädliche Keime gleichermaßen, sind nicht in der Lage, die gesunderhaltenden (antiviralen, antibakteriellen, gegen Pilze gerichteten) Eigenkräfte zu stärken.
In allen diesen Punkten erweist sich das Ölsaugen oder Ölziehen als eine notwendige - ja optimale - Ergänzung und Schadensbegrenzung.

Das Heilprinzip „Aufmerksamkeit für den Körper"!

*„Tue deinem Körper Gutes,
damit die Seele Lust hat,
darin zu wohnen".*

Theresia von Avila (1515-1582; spanische Mystikerin und Ordensgründerin)

Unser Leib dankt es uns allein schon dann, wenn wir uns aufraffen, wirklich etwas für ihn zu tun. Er vollbringt dies ganz unabhängig davon, wie effektiv, überlegt, sachkundig und sinnvoll die erst einmal angewandte Methode, das meist eher zufällig gewählte Verfahren auch sein mag.
Eine solche Feststellung ist keine „esoterische" oder gewagte Behauptung, sondern fußt auf konkreten psychoimmunologischen Grundlagen und Forschungsergebnissen.
Eine Schlüsselrolle bei vielen damit verbundenen körperlichen Abläufen spielt das Gehirn. Man weiß, daß psychische Momente Einfluß auf die Neurotransmitteraktivität nehmen (Neurotransmitter = Gehirnbotenstoffe). Im negativen Falle vermag auf diesem Wege eine Herpes-Attacke durch depressive Verstimmung ausgelöst werden, wie Neurologen nachgewiesen haben (Adler, Cohen, Felton).
Umgekehrt können positive emotional-seelische Signale stabilisierend und regulierend auf körperliche Prozesse und Organfunktionen zurückwirken.
Es wäre nun zu viel verlangt, wollte man diesen positiven Mechanismus wirklich **gezielt,** also auf bestimmte konkrete Beschwerden hin, einsetzen. Hier hat der Körper gewissermaßen seinen „eigenen Kopf".
Wir können aber durchaus hoffen, daß unser Organismus vordringlich und an erster Stelle die Schwachstellen im System in Angriff nimmt - ähnlich wie beim Fasten. Dabei wird bekanntlich ebenfalls zuerst die funktionslose, belastende Substanz (Schlacken, Säuren, Stoffwechselrückstände) abgebaut, und in dieser gründlichen Körperreinigung ist der Haupteffekt der kontrollierten Nahrungsenthaltung zu sehen.
Jede bewußte Aufmerksamkeit, die wir unserem Körper schenken, mit der wir es ihm ganz bewußt leichter machen seine Arbeit zu verrichten, ihn unterstützen wollen, ist ein solches positives Signal. Es repräsentiert das Prinzip „Belohnung", und dies ist erwiesenermaßen auch im Umgang der

Menschen mit- und untereinander effektiver als jenes der Strafe oder Drohung.
Jeder Arzt weiß, daß es letztlich nur der Organismus selbst („die Natur") ist, der die Heilung bewirkt. Dazu bedarf es unter Umständen der Impulse durch vielerlei Einflußgrößen: Wirkstoffe (Vitamine, Spurenelemente, Enzyme, Sekundäre Pflanzenstoffe u. a.), Bewegung, Entspannung – aber auch eine Grundeinstellung in Richtung „aktives Gesundwerden". Diese Grundeinstellung kann dadurch vermittelt werden, daß wir uns um den Körper sorgen – ob nun mit unterstützenden Massagen, Entspannungsmethoden oder **Selbsthilfe-Verfahren wie dem regelmäßigen, aufmerksamen Ölsaugen.**

Ölsaugen und Immunsystem

Das Ölsaugen hat eine innige Beziehung zur Schlagkraft des körpereigenen Immunsystems und damit zu unserem Schicksal schlechthin. Denn das Fenster der Verwundbarkeit gegenüber den meisten Keimen und Krankheitserregern ist nun einmal der Mund-, Rachen- und Nasenraum. Ölsaugen, so scheint es, setzt die Schwelle höher, so daß es krankmachende Keime zusehends schwerer haben, diese Bastion wie ehedem im Sturm zu nehmen.
Zahlreich sind jedenfalls gerade die Patientenberichte darüber, daß die **Anfälligkeit für Infekte der Atemwege** nach Anwendung des Ölsaugens **rapide herabgesetzt** ist.
Da die Methode bei uns schon seit ungefähr 1991 im Schwange ist, liegen dazu inzwischen auch langjährige Beobachtungen vor, es handelt sich also nicht um eine der vielen exotischen und kurzlebigen „therapeutischen Eintagsfliegen" des „Jahrmarktes der Medizin". Die Erfahrungen solcher „Langanwender" sind praktisch durchgehend positiv, und sie reichen von einer nüchternen Einschätzung (Erleichterung von Beschwerden) bis hin zur Euphorie im Falle des Verschwindens aller vorher so hartnäckigen Symptome.
Besonders erfreulich ist sicher, daß durch den vorbeugenden Schutz vor Erkältungskrankheiten (und sogar der Grippe!) in vielen Fällen eine Einnahme von Antibiotika vermieden wird.

Ölsaugen gegen Viren, Bakterien und Pilze

Wie vieles im Leben, so haben auch die Gewächse in Feld und Flur zwei Seiten: Sie sind fürs Auge - z. B. in Gestalt der Blütenpflanzen - ein ästhetischer Genuß. Gleichzeitig jedoch müssen sie sich mit vielerlei Tricks und Kniffen ständig an ihrem Standort behaupten.
Auch die so harmlosen Blumen des Feldes, die (Un-) Kräuter wie die Nutz- oder Kulturpflanzen stehen in einem permanenten, gnadenlosen Überlebenskampf, und sie wissen sich durchaus zu wehren - so festverwurzelt, allen Angriffen hilflos ausgeliefert sie uns scheinen mögen. Ihr Organismus ist ein chemisches Labor, das nicht nur die Aufgabe hat, „Lebenssubstanz" (Nährstoffe wie Kohlenhydrate, Fett und Eiweiß) für das Wachstum und die Ausbildung der Samen zu produzieren, sondern auch **„Todesstoffe"**, Munition zur „Begrüßung" der allgegenwärtigen Feinde, die ihrem Dasein ein vorzeitiges Ende zu setzen gedenken. Gegen die Ziege, die den Halm schließlich abrupft und verspeist, ist kein Kraut gewachsen. Wohl aber gegen die mehr alltäglichen Anfechtungen: Bakterien und Pilze, die sich an der organischen Substanz der Gewächse schadlos zu halten gedenken. Unsere (Heil-) Pflanzen sind geradezu Spezialisten zur Abwehr von schädlichen Kleinorganismen, sehr viel leistungsfähiger als alle menschlichen hygienischen und medizinischen Maßnahmen oder gar die Antibiotika mit ihrem enorm hohen Risikopotential.
Diese Erläuterungen sollen uns auf einen wichtigen weiteren Aspekt hinführen, der für das Ölschlürfen und seine Wirkungen relevant ist. Denn durch die Aromatherapie wurde die Wissenschaft buchstäblich mit der Nase auf einen bedeutsamen Zusammenhang gestoßen:
Die vielfältigen Eigenschaften und besonderen Gehalte verschiedener (aromatischer) Pflanzeninhaltsstoffe. Gerade die Öle und sonstigen Fette sind Depots für allerlei ungewöhnliche biochemische Erzeugnisse, die im menschlichen Organismus überraschende Nutzanwendungen zu finden vermögen.
Pflanzliche Öle weisen die ganz ausgeprägte Eigenschaft auf, komplexe chemische Verbindungen aller Art zu sammeln, anzureichern, zu verdichten. Dies gilt z. B. für die vorher erwähnten „Todesstoffe", welche sowohl gegen Bakterien wie Pilze oder Viren wirken. Was für Mikroben als Abwehrmittel gedacht ist, tut in diesem Fall dem Menschen nicht weh, erleichtert ihm vielmehr sein Überleben, wie neuerdings besonders die

Erfahrungen mit den Heilwirkungen von ätherischen Duftölen und Essenzen gezeigt haben. Hier existiert eine uneingeschränkte Übereinstimmung der Interessen zwischen Mensch und Gewächs: Über die (Heil-) Pflanzen und vor allem deren (ätherische und sonstige) öligen Substanzen können wir auf ein Jahrmillionen altes Know How bei der Abwehr von Krankheitserregern zurückgreifen.
Das heißt: Besonders durch kaltgeschlagene Öle („kalte Pressung"), die noch viele - wenn nicht praktisch alle - Begleitstoffe des Samens der jeweiligen Pflanze aufweisen, unterstützen wir unsere Körperabwehr durch eine schonende Desinfektion. Der Rachenraum ist das Einfallstor für Krankheitserreger, und mit dem Schlürfen des Öls imprägnieren wir ihn gewissermaßen wie ein Schutzanstrich das Holz gegen hungrige Schädlinge.

Wissenschaftlicher Hintergrund
Daß solche Vermutungen Hand und Fuß haben und mehr als nur Spekulation sind, zeigte sich z.B. auf einer Toxikologie-Tagung, welche die „Entgiftungspotentiale des Menschen" zum Thema hatte. Auf dieser Veranstaltung wies Prof. Helmut Sies von der Universität Düsseldorf darauf hin, auf welchem Wege sich das menschliche Entgiftungssystem im Laufe der Jahrhunderte fortentwickelt hat:
Den Pflanzen, der wichtigsten und eigentlichen Nahrungsquelle des Menschen, kam dabei eine entscheidende Rolle zu, und zwar im Guten wie im Bösen (wobei das „Böse" auch seinen Sinn hatte uns sich letztlich als nützlich erwies). Professor Sies: Pflanzen konfrontierten unseren Körper von Anfang an nicht nur mit erwünschten Substanzen, etwa den Vitaminen; sie lieferten auch „chemische Kampfstoffe". Dieser Herausforderung mußte sich der Organismus stellen, indem er verschiedene Entgiftungssysteme entwickelte. Die dabei ersonnenen enzymatischen Reinemacher und Minenräumtrupps kommen uns heute, wie Prof. Sies gleichfalls betonte, im Falle der wachsenden Menge an Umweltschadstoffen zugute. Ansonsten wären wir diesen nämlich seit den Anfängen der Industrialisierung schutzlos ausgeliefert gewesen, wenn man bedenkt, daß die Umweltveränderungen - geschichtlich gesehen - geradezu überfallartig, innerhalb von nur wenig mehr als 150 Jahren eintraten.
Wichtig in unserem Zusammenhang ist jedoch besonders folgendes: Die „chemischen Kampfstoffe" in den Pflanzen stimulieren und trainieren die

Abwehrreaktionen, die Wachheit, Aufmerksamkeit, Sensibilität des menschlichen Körpers gegenüber jenen Stoffen, die im Gefüge unseres Organismus nichts zu suchen haben und auf Dauer zu „Zeitbomben" werden, die in ungünstigen Momenten der Belastung (z.B. psychisch bei Trauer oder Trennung oder körperlich im Falle von Infektionen) „hochgehen". Die Stimulationen, die Reize veranlassen also auch gewissermaßen Ring-Fahndungen und spüren dadurch aktiv unerwünschte Gäste in Verstecken und entlegenen Körperregionen auf.

Und wie so viele andere biochemische Verbindungen, finden sich solche Stimulantien **besonders konzentriert in Pflanzenölen,** vorzugsweise, wenn diese alle natürlichen Begleitsubstanzen ungeschmälert enthalten, also ohne Hitzeeinwirkung und chemische Extraktion gewonnen werden.

Hier erkennen wir wieder die wunderbare Vorsehung der Natur, die selbst das eigentlich Bedrohliche (die „chemischen Kampfstoffe" der Pflanzen) in größeres Widerstandsvermögen und die Kraft zur Selbstreinigung umzuwandeln vermag. Und hier haben wir einen weiteren, überzeugenden Baustein für die besonderen Schutz- und Heilwirkungen des Ölsaugens.

Streß und Infektionen schwächen die Abwehr

Es kommt noch etwas hinzu, was bislang in der Medizin viel zu wenig beachtet wurde: Ständige, regelmäßig wiederkehrende Entzündungen sind für den Körper nichts anderes als Notstandssituationen (schädlicher, konflikthafter Streß im Sinne von Selye). Wenn wir heute „Entspannungsübungen" und „Streßmanagement" empfehlen, so beziehen wir dies mehr auf die Hektik des modernen Lebens, aufreibende berufliche und familiäre Beanspruchung und ähnliches. An unseren inneren Nervenkräften zehren aber möglicherweise ganz banale Befindlichkeitsstörungen wie Schnupfen oder Halskratzen noch mehr, Zustände, denen wir im allgemeinen keine große Beachtung schenken.

Es gibt eine sehr schlüssige Theorie oder Hypothese, die geeignet ist, uns in diesem Punkt nachdenklich zu machen. Ein Übermaß an erschöpfenden Reizen, so vermutet die Ärztin Dr. Waltraut Fryda, könnte Krankheiten wie Krebs und andere chronische Leiden verursachen. Wenn nämlich die Adrenalinproduktion (Streß gibt hier Gas) durch ständige Überforderung des Systems schließlich nachläßt, leidet nachweislich die Zellatmung. Bei der Energieerzeugung - dem Lebensmotor schlechthin - wird nun von

Verbrennung auf Vergärung umgestellt. Es bilden sich Zellen mit eigenem Stoffwechsel und höherer Zellteilungsrate - Krebs!
Es kann deshalb als eines der bemerkenswertesten und vielleicht weitreichendsten Ergebnisse der bisherigen Erfahrungen mit dem Ölsaugen gewertet werden, daß bei einem großen Teil der Anwender des (Sonnenblumen-) Öls ganz offensichtlich die „Belästigung" durch banale Erkältungskrankheiten und die sonst allzu leicht sich einstellende Infektanfälligkeit in hohem Maße abnimmt. Solche „kleinen" Ursachen können große Wirkungen zeitigen, wie der - zugegeben hypothetische - Hinweis auf die Adrenalinproblematik schlaglichtartig zeigt. Der Hochmut, die verächtliche Herablassung der offiziellen Medizin gegenüber Methoden wie dem Ölsaugen ist deshalb sicherlich mehr als nur kurzsichtig, sondern im Interesse des Patientenwohls geradezu fahrlässig.

Mehr als nur lästig: Herpes und andere Bläschen

Dem Autor sind persönlich von Anwendern ganz erstaunliche aber durchaus glaubwürdige und ernstzunehmende Erfolgsberichte bei einzelnen Krankheitsbildern mitgeteilt worden. Die dabei angesprochenen Probleme betreffen oft Millionen von Patienten und könnten diesen möglicherweise eine Lösung, also mehr als nur einen Hoffnungsschimmer, für z. T. jahrzehntelang peinigende Gesundheitsprobleme bieten.
Dies gilt z.B. für den **Herpes simplex,** die Lippenbläschen. Entsprechende Beschwerden sind oft „nicht auszurotten", kehren mit entnervender Regelmäßigkeit wieder, und zwar immer dann, wenn die Körperabwehr sich aus irgendeinem Grund (Wirkstoff-Engpässe, Überlastung, Prüfungsstreß) vorübergehend von der schwachen Seite zeigt. Oft lockt schon der erste wirklich strahlende Frühlingstag mit viel Sonne den Erreger - und damit die Bläschen - ans Tageslicht.
Pünktlich mit dem Einsetzen der Praxis des Ölsaugens jedoch befindet sich das Herpes-Virus offenbar in vielen Fällen auf dem Rückzug, oft schon auf verlorenem Posten.
Es kommt gelegentlich durchaus noch zu einem Aufbegehren der Angreifer. Wie man weiß, sammeln sich die Erreger in tieferen Schichten der Gewebe, bevor sie zum Sturm ansetzen und die Bläschen aufbrechen. Unter der Wirkung des Ölsaugens scheint es offenbar so zu sein, daß die Viren schon bei ihrer Sammelbewegung massiv in die Schranken gewiesen werden. Die

harten, gespannten Stellen an den Lippen werden allmählich von alleine, ohne „Ausbruch" und ohne sonstiges Zutun wieder weich. Der Erreger des Herpes hat an Vitalität verloren und sich zurückgezogen. Die Zahl und die Kraft der Attacken geht zurück, sie bleiben teilweise nach schon relativ kurzer Zeit ganz aus.
Ein weiteres Zeichen für solche stark ausgeprägten antiviralen, immunstärkenden Effekte des Ölsaugens sind die Wirkungen auf eine weniger bekannte oder diskutierte, aber doch eigentlich recht häufige Krankheitserscheinung: sog. Aphthen, die auch durch Viren hervorgerufen werden und als ständig wiederkehrende kleine Bläschen in der Mundschleimhaut (oder im Bereich der Genitalien) vorkommen können. Man vermutet, daß das Auftreten dieses chronischen Leidens - es gibt auch akute Formen im Zusammenhang mit aktuellen Viruserkrankungen oder anderen Infektionen - mit Verdauungs- und Menstruationsstörungen zusammenhängen könnten. Die Erfahrung lehrt allerdings auch in diesem Falle: **Aphthen,** ansonsten regelmäßiger, unwillkommener Gast im Mund des Betroffenen, haben sofort mit der Aufnahme der Ölzieh-Kur einen schweren Stand. Häufig treten sie, zumindest gilt das für den Mundbereich, überhaupt nicht mehr auf. Die unangenehmen, lästigen Erscheinungen (es bilden sich Schleimhautherde; diese werden dick, mit Eiter gefüllt und platzen z. B. beim Essen unbemerkt auf), bisher durch keine Therapie abwendbar, sind wie weggeblasen. Dem Ölschlürfer wird dies manchmal erst viele Wochen später bewußt, wenn er sich aus irgendeinem Grund wieder an seine alten (vergessenen, überwundenen) Beschwerden erinnert.
Auch hier sieht man: Es handelt sich bei Herpes und den Aphthen nicht um eine Kleinigkeit, ein lästiges Übel, sondern um im Grunde schwerwiegende, bedrohliche Krankheitsbilder, ernstzunehmende Gegner unserer Gesundheit: Allein deshalb schon, weil sie sich gegenüber den herkömmlichen Mitteln der Medizin als überlegen, überlebend erwiesen haben.
Krankheiten, die eine hochgerüstete, mit Milliardenaufwand forschende analytische Pharmazie nicht in die Schranken hat weisen können, werden mitunter durch eine einfache, „primitive" Verhaltensweise (die allerdings, wie unser Buch zeigt, Sinn hat und viele positive Mechanismen in Gang setzt) überwunden. Dies ist das Geheimnis der Naturmedizin überhaupt und ihrer Daseinsberechtigung.
Das Ölsaugen erweist sich als ein mächtiges Argument dafür, daß „die Natur recht hat" und daß es in Fragen des Gesundens und Gesundbleibens

darauf ankommt, ihre Sprache zu verstehen. Die Natur braucht nicht den Dolmetscher der Pharmazie, sie hat ihre eigene biologische Vernunft: **„Finde jene Verhaltensweisen heraus"**, lautet diese, **„die für optimale Verhältnisse im Körper, für einen ungehinderten Stoffaustausch und die geregelte Substanzerneuerung sorgen** (ein austauschaktives Binnenklima und Milieu der Körpersäfte und Gewebe also)**, und du wirst die volle Gesundheit ernten!"**
Um diese Voraussetzungen zu schaffen, gibt es keine „Wundermittel". Sie stellen sich dann ein, wenn wir Körper und Seele und deren Bedürfnissen die nötige Aufmerksamkeit und Fürsorge angedeihen lassen (naturgemäße Ernährung, Entspannung), ihnen also besondere Formen der „Zuwendung" schenken sowie geeignete **Selbst-Hilfen zur Reinigung und Regeneration, wie sie gerade das Ölsaugen in ganz einfach zu praktizierender Art und Weise bietet.**

Kleine Ursachen - große Wirkungen

Das Phänomen bildet in unserem Ratgeber eine Art Leitmotiv: In Fragen der Gesundheit können mit einfachen Mitteln oft geradezu Durchbrüche im Kampf gegen chronische Leiden erzielt werden. Dies zeigt sich am Beispiel des Ölsaugens und der dadurch verbesserten Immunabwehr.
Denn die Pflege des Mund- und Rachenraumes macht widerstandsfähiger sowohl gegenüber Infekten wie Schnupfen oder Husten wie offenbar auch gegen schwerere Symptome, wie die Krankheitserreger im Falle einer Grippe auftreten. Dies für sich allein betrachtet ist noch nicht spektakulär, wenn auch durchaus erwünscht. Einen Schnupfen, so mag man einwenden, überlebt der Betroffene leicht; auch schwere Erkältungen sind heute mit Hilfe von Arzneimitteln in der Regel gut zu überstehen.
Aber hier beginnt oft bereits ein wahrer Teufelskreis. Denn hartnäckig auftretende Infektionen werden schließlich doch so gut wie immer und bei aller inzwischen vorherrschenden Skepsis mit Antibiotika oder Sulfonamiden bekämpft. Ergebnis: Der Erreger wird zwar vertrieben, mit ihm aber auch nützliche, gesundheitsdienliche mikrobiologische Helfer, die ansonsten im Darm wichtige Funktionen erfüllen. Die Darmflora ist nach der Tablettenkur nachhaltig geschwächt.
Der Mensch geht, nachdem sich Niesanfälle, Halsschmerz und der Schleim in den Bronchien verzogen haben, zur Tagesordnung über - im Darmmilieu

jedoch herrscht, ohne daß wir uns dessen bewußt sind, weiter Notstand. In den Wirren der Therapie und Nach-Behandlungszeit haben sich schädliche Keime über Gebühr breitgemacht, schädigen die Darmschleimhaut und geben ihre giftigen Stoffwechselprodukte an den Organismus ab. Pilze können im Dickdarm Fuß fassen, und die immer noch erschöpfte Immunabwehr überrumpeln (Mykosen).

Ganz unversehens, aus eigentlich harmloser Veranlassung heraus, gerät der Körper dadurch oft in die Defensive. Die Kräfte der Gesundheit werden fortschreitend und scheinbar unaufhaltsam aufgerieben, geschwächt und können sich nicht mehr regenerieren. Die krankmachenden Elemente gewinnen die Oberhand.

Dies mag vielleicht etwas drastisch klingen, stellt aber keine unzulässige Übertreibung dar - was sich auch leicht überprüfen läßt: Fragen Sie Ihren Arzt, ob ihm bekannt ist, daß eine Antibiotikabehandlung die Darmflora schädigt. Er wird dies ohne weiteres bejahen. Erkundigen Sie sich dann, ob die Medizin in der Regel etwas tut, um den eingetretenen Schaden wieder zu beheben. Hier wird er mit einem Achselzucken reagieren.

Man setzt also unbekümmert darauf, daß sich das Ganze wieder von allein einspielt - doch auch in Fragen der Gesundheit gilt: Wir bekommen so leicht nichts geschenkt, das Glück schlägt sich langfristig nur auf die Seite der Tüchtigen!

Das Ölsaugen dürfte im Bereich des Rachens und Mundes, so kann man zusammenfassen, dem entsprechen, was sich am anderen Ende des Verdauungskanals als so hilfreich wie wirksam erweist: Eine gründliche Darmreinigung.

Der Darm ist insgesamt gesehen ein Immunorgan von gewaltigen Ausmaßen (80% des Immunsystems sind dort lokalisiert). Der Mund andererseits stellt die erste und kaum weniger wichtige Barriere im Selbstschutz- und Selbsterhaltungs-System des Körpers dar. Beiden kommt überdies die Aufgabe zu, nicht nur Gefahren zu wehren, sondern in intensiver Weise belastendes Material auszuleiten.

Die durch das Ölsaugen forcierten Ausscheidungs-, Entschlackungs- und Entgiftungsvorgänge wirken sich ganz natürlicherweise in diesem Falle bevorzugt (jedoch, wie wir sehen werden, durchaus nicht allein) in den oberen Körperregionen, insbesondere im Kopfbereich, aus.

Zahlreich sind die Berichte z.B. darüber, daß beim Ölsaugen sonst übliche, quälende Nasennebenhöhlen-Vereiterungen ausbleiben oder eine bestehende Bronchitis sich bessert. Viele Menschen, die während großer Teile des Jahres chronisch verschleimt waren, können nun plötzlich frei atmen, die Beschwerden haben sich durch das Ölsaugen praktisch vollständig gelegt, die vorher gefesselten Widerstands- und Immunkräfte zeigen sich erholt und schlagkräftig, und der Erfolg hält bei konsequenter Anwendung des Verfahrens über Jahre hin an (= Heilung auch nach den Kriterien der herkömmlichen Medizin).

3. Kapitel
Aktuelle Argumente für die Sonnenblumenöl-Therapie

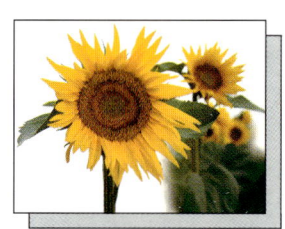

Infarktschutz durch Ölsaugen?!

Auch wenn es verständlicherweise nur schwer ins schulmedizinische Weltbild einzupassen ist: Argumente fürs Ölsaugen lassen sich in Hülle und Fülle finden. Man muß nur genauer hinschauen. So beispielsweise auf die Zähne. Dort sitzt - jedenfalls beim süßigkeitsversessenen Wohlstandsbürger - das Bakterium Strentococcus sangius, eine ganze Armada von kleinen Killern übelster Sorte. Zum Verhängnis werden können sie dem Menschen nicht dadurch, daß sie Löcher in den Zahnschmelz fressen, wie im Falle der Karies. Vielmehr dringen sie schon bei kleinen Verletzungen des Mundraums (dazu genügt schon ein ungeschickter Biß in ein allzu knuspriges Brötchen oder einen harten Kanten Brot) ins Gewebe ein und entschwirren über die Blutbahn in unseren Körper. Auf dieser Reise durch das Riesenreich des Organismus fördern sie dann die Neigung des Blutes, zu verklumpen - fertig ist möglicherweise der Herzinfarkt. Doch auch wenn die Angelegenheit nicht ganz so dramatisch oder gar tragisch ausgeht, sorgt der Ausflug der Mikroben oft für viel Malheur (Herzbeutelentzündungen, Lungenbeschwerden, Immunschwächung; sogar für Frühgeburten macht man das Bakterium inzwischen verantwortlich).
Vor solchen unerwünschten Komplikationen schützt das morgendliche Ölkauen besser als jedes Zähneputzen. Das Öl wird dabei nämlich kräftig und andauernd durch die Zähne gezogen und enthält obendrein antibakterielle Komponenten. Überdies werden die Schleimhäute gepflegt und neigen dadurch sehr viel weniger leicht zu Rissen und sonstigen Verletzungen.

Forschungs-Schlaglicht - Herbst 1998
Aus US-Studien geht hervor, daß ganz offensichtlich enge Zusammenhänge zwischen einem „entgleisten Mund-Rachen-Milieu" und dem **vermehrten Auftreten von Schlaganfällen** bestehen (Prof. Thomas Kocher, Greifswald).

Dabei begutachtete man unter anderem Zahnfleisch, Zahnbeläge und Speicheldrüsenfunktion von Patienten. Eine Heidelberger Studie ergab, daß in Fällen von chronischen Zahnfleischentzündungen das Hirninfarkt-Risiko gleich um das 2,6-fache erhöht war.

Als Übeltäter stehen auch hier Bakterien im Verdacht, die durch ihre giftigen Ausscheidungen viele Organe, Gefäße und Regulationen beeinträchtigen können.

Neue, effektive Formen der Mundhygiene sind also ein Gebot der Stunde. Jedoch keine, die das biologische „Ökosystem Mund- und Rachenraum" schädigen, wie dies bei der herkömmlichen Zahn-„Pflege" und bei aggressiven Mundwässern der Fall ist.

Das Ölsaugen bietet demgegenüber, wie wir gesehen haben, so etwas wie eine optimale Mundreinigung, stärkt das Zahnfleisch, verhindert Beläge auf den Zähnen und schmälert damit die Wachstumsgrundlage für viele unerwünschte Bakterien. Es hält die Mundflora, wo sich normalerweise 300 Arten von Keimen weitgehend zu unserem Nutzen tummeln, ganz vorzüglich intakt. Überdies regt das Ölsaugen die Speicheldrüsen an und sorgt für austauschaktive Verhältnisse im Bereich der Schleimhäute.

Ölziehen für die Schönheit

Das Ölziehen sorgt noch für manche weitere, überraschende Gutschrift auf dem Wohlfühl-Konto. So erweist es sich als eine ganz hervorragende „Gesichtsgymnastik". Solche Übungen, also die Beanspruchung sämtlicher in diesem Bereich so überaus zahlreich versammelter Muskeln,
- erhalten unseren Zügen ihre jugendlich geschmeidige Beweglichkeit (lebhaftes Mienenspiel),
- verbessern die Versorgung der Gewebe mit Nährstoffen und Sauerstoff und
- fördern die Erneuerungsrate bei den Zellen.

Dies erhält unser Antlitz sowohl straff wie ausdrucksstark und gibt auch Falten sowie Altersflecken weniger Chancen.

Denn schon das möglichst freigiebig verschenkte Lächeln ist so etwas wie ein kleines „Workout" für die Lippen-, Wangen- oder Nasenpartien und fördert keinesfalls die Fältchenbildung. Letztere stellen sich eher in erstarrten Masken-Gesichtern als Kummer- oder Gram-Male sehr frühzeitig ein. Die positiven Effekte der bewegten Mimik gelten erst recht fürs Grimassieren, eine Übung, die bekanntlich bei Kindern hoch im Kurs steht und mit Sicherheit zur ganz natürlichen Ausstattung unserer Spezies an nützlichen,

„instinktiven" Regungen und Antrieben gehört. Wie manch anderer heilsamer Impuls wird dann auch diese vitale Lebensäußerung beim (selbst-) domestizierenden Erwachsenwerden und der „Kultivierung" zu unserem Nachteil abgeschliffen oder ganz gekappt.

Eine milde Form des Grimassierens - und eine tolerierte überdies - praktiziert der Ölsauger dadurch, daß er beim Saugen und Ziehen des Öles ganz notwendigerweise die im Kopfbereich angesiedelten Muskeln gehörig trainiert und beansprucht. Dies reicht bis hin zum fernen Stirnmuskel und den Augenringmuskeln, betrifft ganz intensiv Jochbein-, Mundring-, Kinn- und Backenmuskel sowie den Mundwinkelsenker. Aktiv sind dabei aber natürlich auch der Kaumuskel selbst sowie der Nasenrücken- und Lächelmuskel.

Ölsaugen und Gesundheit: Alles Gute für Ihre Ohren!

Sehr viel mehr Menschen als man gemeinhin vermutet, haben Probleme im Bereich der Ohren und des Hörens. Dies betrifft nicht nur Tinnitus, also Ohrgeräusche, oder die noch weiter verbreitete Schwerhörigkeit, an der auch zunehmend junge Leute leiden.
Auf dem Vormarsch sind gleichermaßen Infektionen und Ekzeme in diesem Bereich, ganz abgesehen von den gefährlichen Mittelohrentzündungen. Auch solche Beschwerden zeigen die Neigung, sich regelmäßig, hartnäckig immer wieder einzustellen, egal, was der Betroffene im einzelnen dagegen unternehmen mag. Oft werden dann - aus Angst vor einer Beeiträchtigung des Hörvermögens - Antibiotika eingesetzt, die den schon beschriebenen Teufelskreis mit einer Schwächung der Darmflora und des Abwehrsystems in Gang setzen.
Die vielen Patientenberichte über Besserungen und Heilungen auf diesem Sektor stellen deshalb ein wichtiges Argument für die Therapie mit dem Sonnenblumenöl dar.
Auch hier sehen wir wieder: die Sanierung der an den Rachenraum angrenzenden Areale des Kopfbereichs zählt zu den großen Pluspunkten des Ölschlürfens. Mundhöhle, Ohren, Atemwege, Nebenhöhlen: Sie bilden eine Einheit, bei der eines auf das andere wirkt und jede Störung in einem Teilbereich sich verschlechternd auf die Funktionstüchtigkeit der anderen Sektoren auswirkt.
Gerade im Hinblick auf den schwer ursächlich zu therapierenden Bereich

des gestörten Hörens eröffnet das Ölsaugen Alternativen für eine erfolgversprechende Selbstbehandlung - auch in diesem Falle eine hochwillkommene und dringend benötigte Chance zur „Rettung unserer Sinne", deren Gesunderhaltung bislang in der Vorsorge zu wenig Beachtung geschenkt wurde (Lärmbelästigungen durch Verkehr, Medien; Beanspruchung der Augen infolge von Bildschirmarbeit etc.).

Öl-Schlürfen kann die Sehkraft schärfen!

Im folgenden Kapitel soll demonstriert werden, auf welch verschlungenen (Um-)Wegen die Natur bzw. an ihr orientierte Verhaltensweisen oft ganz überraschend helfen und nützliche Nebeneffekte entfalten können. Deshalb wollen wir die Zusammenhänge etwas ausführlicher erläutern. Sie können sicher sein: Es lohnt sich, der hier zutage tretenden Weisheit ihre Geheimnisse abzulauschen, genauer zu erfahren, daß und wie alles im Körper miteinander in Verbindung steht und vor allem: wie jede Form der Aktivität uns gesundheitlich und was die Lebensqualität betrifft einen Schritt voranbringt!

Als Einstimmung - eine kleine Übung zu Beginn
Über die folgende Aufforderung dürften Sie sich vielleicht wundern - aber Sie werden schnell verstehen, was es damit auf sich hat:
Gähnen Sie! Herzhaft und mit Hingabe!
Fassen Sie dabei mit den Händen an die Schläfen!
Nehmen sie ganz genau wahr, was beim Gähnen geschieht!
Gähnen, so wurde einmal gesagt, öffnet das Tor zum richtigen Atmen und bringt den Fluß von Energien wieder in Gang, der uns in Schwung hält. Janet Goodrich, bekannt geworden durch ihr Programm zur natürlichen Augenstärkung, bemerkte dazu: „Wenn ein gewaltiges Gähnen einsetzt, entdecken Sie vielleicht eine Veränderung, ein Hellerwerden, mehr Tiefe in der Welt um sich herum. Halten Sie ein und würdigen Sie das. Sie haben sich entspannt und sind aufnahmebereiter geworden, mehr in Übereinstimmung mit Ihrem Lebensraum."
Was hat dies nun jedoch mit dem Öl-Saugen zu tun?
Sehr viel. Erinnern Sie sich: Wir regten an, daß Sie beim Gähnen die Schläfenregion berühren sollten. Hier sind starke Muskelpartien am Kopf lokalisiert, und **diese werden durch das Ölschlürfen - ganz ähnlich wie beim**

Gähnen - stark beansprucht (ähnliches gilt übrigens auch für das Fletchern).

> In diesem Zusammenhang sollte man auch an die Traditionelle Chinesische Medizin (TCM) erinnern. Beim QiGong beispielsweise kennt man verschiedene „Einfalls-Tore der Lebensenergie" (Qi = Lebensenergie), und viele davon sind im Bereich des Kopfes angesiedelt. Sehr wichtige, die Entspannung fördernde Punkte sitzen gerade in jenen Bereichen, die durch das Kauen-Saugen-Schlürfen-Gähnen beansprucht, gelockert, stimuliert werden. Auch dies ist ein weiterer Baustein und Beleg zugunsten der weitreichenden Bedeutung des Ölsaugens für den gesamten Kopfraum und – davon ausstrahlend – den ganzen Körper.

Verkrampfte Partien („Verbissenheit") werden gelockert, und zwar durch die entspannte rhythmische Beanspruchung und das zwischenzeitliche Ruhen einzelner Teile.

Denn beim Ölsaugen essen wir ja bekanntlich nicht. Der Mund ist zwar - anders als beim Gähnen - blockiert, wir atmen aber umso freier durch die Nase (dem eigentlich für die Atemluft gedachten, natürlichen Weg) ein und aus, öffnen also auch in diesem Falle die Tore für mehr Energie und Sauerstoff. Und dieses Einströmen belebender Elemente wird nicht verhindert durch den disharmonischen, unterbrechenden Akt des Schluckens und Schlingens, wie er das Kauen sonst geradezu zwanghaft begleitet und vorzeitig unterbricht.

Wenn man etwas genauer hinsieht, erweist sich das Ölsaugen geradezu als eigenständige, so sachte wie intensive „Kopfmassage".

Denn die Muskeln, die dabei harmonisch und sanft anpacken, sich zusammenziehen und wieder entspannen, sind „nicht ohne". Ihre Lockerung hat für manche Menschen einen geradezu sensationellen Nebeneffekt: wenn beispielsweise urplötzlich **Kopfschmerzen verschwinden,** die aus verspannten Schläfenmuskeln resultierten. Ertasten wir also beim Ölschlürfen die Muskeln, die sich so fühlbar in Bewegung zeigen. Da gibt es z.B. den Masseter, den **Kaumuskel.** Der Name spricht ganz für sich, über den Zweck besteht kein Zweifel. An der Schläfe befindet sich aber zusätzlich der Temporalis **(= Schläfenmuskel).** Dieser unterstützt den Masseter bei seiner Arbeit. Der entsprechende Muskel sitzt recht hoch, exakt dort, wo oft der peinigende Schmerz des Kopfweh-Geplagten seinen

Ausgang nimmt. Deshalb kommt es mitunter im Zusammenhang mit der Muskellockerung im Schläfenbereich zu dem erwähnten heilsamen Effekt.
Doch die Muskeln im Bereich des Kopfes arbeiten im Team. Es hängen noch mehrere dieser kräftigen - aber auch zu starker Verspannung und Überspannung, chronischer Anspannung neigenden - Stränge zusammen. Sie stehen intensiv über Nerven miteinander in Verbindung, ja sind geradezu schicksalhaft aneinandergekettet. Vom Kau- und Schläfenmuskel beispielsweise gibt es solche Querverbindungen zu den Wangenmuskeln sowie - äußerst wichtig - zu den Augen.

Vor allem die Augenhöhle bietet dem anatomisch Geschulten ein geradezu groteskes Bild, und zwar gewissermaßen einen Blick in den Übungsraum eines Body-Building-Institutes: Sie ist vollgestopft mit Muskelpaketen.

Diese Muskeln haben Eigenheiten an sich, die für den modernen Menschen zur Bürde werden können. Erstens besteht hier eine höchst diffizile und intensive Verbindung zum Bereich des Denkens, Fühlens und Wahrnehmens. D. h. alle unsere Empfindungen, Ängste, Sorgen und Wünsche „berühren" im wahrsten Sinne des Wortes gleichzeitig auch die Augen. Und letztere, wir wissen es, sind ja nicht nur ein Sinnesorgan, sondern überdies das Ausdrucksmittel oder Schaufenster für die Seele schlechthin. Dies macht aber auch die erwähnte Bürde aus. Denn heute dominieren der Streß, die Hektik, machen sich schnell Panik, Zwangsverhalten, und gar Angstattacken breit. Jede negative Regung unseres Gemütes jedoch beeinflußt das Kraftpaket in der Augenhöhle aufs Empfindlichste und zerrt - ob wir es wollen oder nicht, ob wir es bemerken oder gar nicht mehr wahrnehmen - an den dort verlaufenden und konzentrierten Muskelsträngen. Sie sind oft dauerhaft angespannt, was uns den klaren Blick (z.B. bei Kurzsichtigkeit) erschwert. Außerdem macht die Verkrampfung sich in diesem Bereich sehr häufig in Form von Kopfschmerzen bemerkbar, ohne daß der Betroffene sich über die eigentlichen Ursachen für seine Beschwerden im klaren ist.

Es erscheint deshalb ganz und gar nicht absurd oder abwegig, wenn viele Patienten davon berichten, daß sich ganz überraschend schwerwiegende Augenkrankheiten beim Ölsaugen allmählich verbesserten. Beispielsweise Grauer Star (Katarakt) oder erhöhter Augeninnendruck (Grüner Star, Glaukom).

Zitieren wir aus einem solchen Patientenbericht: *„Noch sechs Wochen nach meiner Star-Operation war mein Auge trotz Tropfen und Salbe vor allem morgens* rot und entzündet, und ein eitrig aussehendes Sekret sammelte sich an. Ich war ganz überrascht, was sich dann durch meine Öl-Therapie alles aus dem Nasen- und Rachenraum löste. Die Entzündung war weg, der Nasenraum wunderbar frei! Doch dann kam erst die große Überraschung. Vor der Operation hatte ich mit dem linken Auge kaum mehr sehen können - und jetzt mit der neuen Brille wieder 100 Prozent! Meine Augenärztin und mein Optiker stehen vor einem Rätsel. Das überstieg alle Erwartungen!"

Entsprechende Erfahrungen haben einen ganz realen Hintergrund, der übrigens schon seit gut 80 Jahren in der Augenmedizin für Furore sorgt. Denn Anfang unseres Jahrhunderts trat in Amerika ein Augenarzt an die Öffentlichkeit und entwickelte ein völlig neues Erklärungsmodell für das Auftreten von Sehstörungen, ein Konzept, das gegenwärtig mit dem „ganzheitlichen Augentraining" geradezu einen Boom, eine Renaissance erlebt.

„Besser sehen ohne Brille"

Das neue Zeitalter für den grundlegend sehgestörten Zivilisationsbürger brach mit dem Jahr 1918 an. Damals erschien ein Buch mit dem verheißungsvollen und provozierenden Titel „Besser sehen ohne Brille", nicht etwa von einem dubiosen medizinischen Außenseiter verfaßt, sondern aus der Feder eines ausgewiesenen Spezialisten und Ärzte-Ausbilders: Dr. William H. Bates (1860-1931). Ob er sich selbst mit der Veröffentlichung einen Gefallen tat, mag dahingestellt sein. Seine düpierten Kollegen ließen sich sogar herbei, ihm deswegen den Prozeß zu machen. Profitiert haben auf jeden Fall inzwischen ganze Generationen von Patienten und Fehlsichtigen. Denn die Lehre von Dr. Bates machte (vorwiegend unter Laien) Schule, und seine Saat kommt gerade momentan so richtig zum Tragen.

Was lehrte der – ansonsten konservative und recht brave – Doktor so Spektakuläres, das ihm das Leben und Arbeiten am Ende seiner Tage sauer werden ließ und ihm doch ein Stück Unsterblichkeit sicherte?

Seine zentrale Erkenntnis wurde von einer Schülerin einmal in die folgenden einfachen Worte gefaßt:

„Das Sehvermögen kann gesteigert werden; der Schlüssel dazu ist, Gehirn und Augen zu entspannen".

Im Zentrum der Behandlung steht also die **Entspannung**, die aber eine tückische Eigenschaft aufweist: wir vermögen darüber leider nicht willentlich zu verfügen. Viele Muskeln, die den Augapfel geradezu einkleiden, arbeiten **unwillkürlich**, wir können uns ihrer nicht bewußt bedienen, ihnen nicht einfach befehlen.

Bates lehrte, daß der Sehvorgang dann störungsfrei funktioniert, wenn diese Muskeln entspannt sind, und daß er mißlingt, wenn sie sich (chronisch) verkrampfen.

Um das Ziel der Entspannung für den unwillkürlichen Teil der Augenmuskulatur zu erreichen, entwickelte er bestimmte Übungen („Großes Schwingen", Palmieren).

In dieselbe Richtung zielen jedoch auch die gründlichen Massagen des Kopfes und Augenbereichs, welche wir uns mit dem Ölsaugen selbst angedeihen lassen.

Denn wir haben bereits festgestellt, daß durch die (verhaltenen) Gähn- und Kaubewegungen beim Ölschlürfen die beweglichen Teile des Kopfes, das ganze Team der dort ansetzenden Muskelstränge in Bewegung kommt und rhythmisch beansprucht und wieder „losgelassen" werden, wodurch z. B. auch in der Schläfenregion lokalisierter Kopfschmerz verschwindet. Die **unwillkürliche** Entkrampfung und Lösung erfaßt aber auch das ganze Paket an Muskeln, das in der Augenhöhle sitzt. Und dies geschieht ganz besonders intensiv, wenn wir die folgende Übung praktizieren:

Ölsaugen mit Palmieren - Übung bei Augenstörungen

Kurzanleitung: Die geschlossenen Augen muschelförmig und leicht überlappend mit den Handflächen (= engl. palm) bedecken. Ruhig atmen, sich ganz in tiefes Dunkel, finsterste Schwärze einhüllen lassen. Die Arme dabei im Sitzen auf der Tischplatte abstützen. Mehrmals pro Tag für jeweils 3 bis 5 Minuten üben.

Kauen Sie dazu intensiv mit Sonnenblumenöl, ziehen sie es durch die Zähne, in die Backen, aber locker, ohne Verkrampfung, fließend, wie sich Quellwasser im Bachlauf in Windungen um Hindernisse herumschlängelt.

Übersicht: So stärkt Ölsaugen die Augen

Jede Bewegung, jede Muskeltätigkeit lockt **Nährstoffe und Sauerstoff** in die aktiven, aktivierten Regionen des Körpers.
Die Muskelarbeit im Kiefer, an der Schläfe, im Bereich der Backen und Augen wirkt wie ein Sog und kommt allen anderen - auch den nur passiv betroffenen - Geweben der unmittelbaren Umgebung (Netzhaut, Linse, Hornhaut) zugute.
Viele Augenleiden beruhen auf einer Verschlechterung (Verlangsamung) des Stoffwechsels, was z.B. dazu führt, daß sich allmählich die Linse trübt. Eine solche Ermüdung der Austausch-Mechanismen stellt sich oft mit dem Alter ein, sie ist aber nicht unabwendbar mit diesem verknüpft. Viele sogenannte Alterserscheinungen sind eher Begleiterscheinungen von gestörten Körperabläufen, die grundsätzlich lebenslang aufs Beste funktionieren könnten. Hier ist es möglich, wieder Schwung in die routinemäßig erstarrten Verhältnisse zu bringen. Dafür sorgt, als guter Start und Auftakt für weitere Entschlackungsmaßnahmen, das Ölsaugen, regelmäßig durchgeführt, auf geradezu ideale Weise.
Das Kauen, Ziehen, Saugen, die sanfte Massage des Kopfes durch die vielfältigen Muskeln des Gesichtsbereichs bewirkt eine Lockerung und tiefgreifende Entspannung sowohl der willentlich betätigten Muskeln im Augenbereich (Richtungssehen, Blinzeln u.ä.) wie auch der unwillkürlichen. Besonders letztere sind ganz entscheidend daran beteiligt, wenn wir eine scharfe und klare Sehfähigkeit auch im Alter behalten wollen. Alters-Weitsichtigkeit z.B. ist ebenfalls durchaus keine naturgesetzliche Unausweichlichkeit. Wir können sie vermeiden. Zeugnis legen hier viele Naturvölker ab. Dort verfügen selbst Greise oft noch über eine scharfe, präzise Nah- und Fernsicht.
Doch damit nicht genug. Das Saugen bzw. Kauen bei locker fließendem Atem wirkt sich reflektorisch auch auf die meist ebenfalls **chronisch verspannte Nackenpartie** (Hals-, Nackenstrecker und -Beuger) und Schultergürtel (Trapezius) aus. Auch dieser Bereich macht dem modernen Wohlstandsbürger arg zu schaffen und bereitet häufig Kopfschmerzen.

Ölsaugen und geistige Fitneß

Auf diesem Sektor gibt es ganz erstaunliche und überdies wissenschaftlich gesicherte Zusammenhänge. **Das Ölsaugen kann uns mit großer**

Wahrscheinlichkeit helfen, die geistige Leistungsfähigkeit, das akkurate Gedächtnis auch im hohen Alter zu erhalten.
Der damit angesprochene Problemkreis ist höchst aktuell. Denn wen läßt - besonders wenn die Jahre vorrücken - sie nicht gelegentlich immer einmal wieder im Stich: Mnemosyne, die Göttin der Erinnerung? Besonders das aktuelle, „rezente" (so der Fachterminus) Gedächtnis leidet, es fallen einem Namen von neuen Bekannten, Mitarbeitern oder Geschäftskunden nicht ein. Die eben noch präsente Haus- oder Telefonnummer entschlüpft unversehens ins Vergessen.
Mit den Jahren altern nämlich in aller Regel auch - wie die Hirnforschung meint - jene Leitungsbahnen, die den Denkapparat (Großhirnrinde) mit dem Zentrum des rezenten Gedächtnisses verbindet. Dieses ist in einer ganz anderen Hirnregion, dem Hippocampus, angesiedelt.
Wer hier den Anfängen professoraler Zerstreutheit, wie man dies gerne beschönigend umschreibt, oder ganz prosaisch der Vergeßlichkeit wehren möchte, für den hat der wohl bekannteste „Gehirntrainer" und angesehene Medizinpsychologe Dr. Siegfried Lehrl (Universität Erlangen) einen Geheim-Gehirn-Trimm-Tip parat: **ausgiebiges Kauen!** Es scheint tatsächlich etwas an der Redewendung dran zu sein, daß man an einem besonders verzwickten Problem „schwer zu kauen haben" kann, will man die Aufgabe erfolgreich lösen. Das Bewegen des Kiefers, die Tätigkeit aller dabei aktiven Muskeln im gesamten Kopfbereich verbessert nämlich, wie man in jüngerer Zeit herausgefunden und durch Untersuchungen bestätigt hat, die Versorgung unseres Zentralorgans mit Sauerstoff. Das Gehirn nun ist der bei weitem sauerstoffhungrigste Teil des Körpers. Die Neuronen werden also bei zusätzlichen Kau-Einlagen (solche vermittelt besonders das mehrmalige Ölsaugen in großer Zahl) besser mit dem Energiespender versorgt. Sie arbeiten zuverlässiger, es stellen sich weniger schnell und leicht „Leitungsschäden" ein, die dann in ihrer Summe zu Merk- und Konzentrationsschwächen führen würden.
Zweimal Ölkauen à 15 oder 20 Minuten sind sicherlich ein gutes, ausreichendes Training für mehr geistige Ausdauerleistung - besser gewiß, als das in diesem Zusammenhang angeratene Kaugummikauen, dem ansonsten keine therapeutischen Effekte zukommen und das insbesondere die Feinabstimmung der Verdauungsabläufe durcheinanderbringen kann.
Ganz aktuell und in diesem Zusammenhang interessant: Vor kurzer Zeit erst hat man einen Kaumuskel entdeckt, der den Anatomen bislang gänzlich ent-

gangen und noch nie zuvor beschrieben worden war. Dies kam einer medizinischen Sensation gleich und zeigt gleichzeitig, um welch hochkomplizierten Prozeß es sich beim „Mahlen der Kiefer" eigentlich handelt. Ebenso dokumentiert der verblüffende Fund, daß man diesem Sektor körperlicher Betätigung bislang zu wenig Aufmerksamkeit geschenkt hat.
Der neuentdeckte Muskel mißt fast 5 cm und zieht sich von der Augenhöhle bis zum Kieferbereich. Auch hier wird wieder die Verbindungslinie erkennbar: Kiefer-Augen-Gehirnkapsel. Die Medizin geht nunmehr allein von fünf verschiedenen Kaumuskeln aus, ganz abgesehen von den anderen am Prozeß beteiligten Muskelpartien im Gesichtsbereich.
Ebenfalls interessant zu wissen: In der Wissenschaft zeigt man sich überzeugt, daß der gefundene „neue" Kaumuskel „oft auch für Kopfschmerzen verantwortlich ist" - dann nämlich, wenn er nicht ausreichend beansprucht und betätigt wird.

Von Mund und Nase direkt ins Gehirn

Viele von uns werden es schon erlebt haben: Ein Geruch, ein Duft weckt tiefe, verschüttete Erinnerungen und Ahnungen, und es macht sich in uns ein unbestimmtes Gefühl des Wohlbefindens breit, erfüllt uns, versetzt uns ins Nachsinnen oder „Nachschmecken", geradezu in träumerisch entrückte Trance.
Sinneseindrücke wirken auf die Seele und das Bewußtsein, nicht nur die Erinnerung oder zweckdienlich auf den nüchternen Verstand zur Gegenwartsbewältigung. Solche Erlebnisse, Bilder, Bruchstücke vergangener Realität erschließen uns eine tiefere, ursprüngliche Schicht des Selbst und Seins, die der Alltag üblicherweise nicht ankratzt.
Diese Einsicht ist zeitlos, und schon Hildegard von Bingen (1098-1179) war davon durchdrungen, als sie im Hinblick auf die Gewürze davon sprach, daß sie „die Bitterkeit des Herzens" und Sinnes dämpfen und den Geist fröhlicher stimmen.
Die Gewürze sind nur eine Gruppe von Experten aus dem Pflanzenreich unter vielen anderen, die sich hier in den Zeugenstand rufen lassen. Hinzu kommt das ganze Weltreich der oben erwähnten ätherischen Öle, die gerade in jüngerer Zeit die Menschen wieder verzaubern - dies aber in Wahrheit schon immer getan haben, denken wir nur an Weihrauch oder Narde.
Ob nun Geschmack oder Geruch: die feinen Nerven der Schleimhäute des

Mundes und der Nase haben einen direkten Draht zum Gehirn. In der Nase beispielsweise gibt es ein sog. „Riechfeld" von nur einem Quadratzentimeter Größe. Trotzdem sitzen auf diesem Fleckchen viele Millionen Nervenzellen dicht an dicht und übermitteln ihre Wahrnehmungen und Impulse an die Zentrale. Dort nun gelangen sie ins sog. Limbische System, ein äußerst komplexes Areal, in dem sich verschiedenste Koordinierungsaufgaben überlappen: Bewußtseinsvorgänge, Empfindungen und Stimmungslagen sowie Organtätigkeiten werden hier angestoßen, gesteuert und beeinflußt.

Auch die „Rückkoppelung zum Gehirn" bildet einen der Erklärungswege für die besonderen (Heil-) Wirkungen des Ölsaugens. Öle enthalten zahlreiche ätherische Komponenten, die über die Sinneszellen direkt auf das zentrale Nervensystem wirken und dort sowohl seelische Befindlichkeit (Nervosität, Ruhe) wie auch körperliche Reaktionen (z.B. Drüsenaktivität) beeinflussen.

Das eigentliche Geheimnis der Gesundheit besteht letztendlich in einer „koordinierten und konzertierten Aktion", dem planvollen, perfekten Zusammenspiel der einzelnen körperlichen Abläufe. Dafür, daß beim Staffellauf der einzelnen beschriebenen Schritte kein Mißgeschick passiert, ist eine solche übergreifende Übersicht und Umsicht unbedingt notwendig. Dies gilt vor allem deshalb, weil sich sowohl Summe wie Qualität der Störfaktoren in rasantem Tempo durch Umwelteinflüsse geändert haben. Eminente Irritationen gehen z. B. von der hektischen, geradezu überstürzten Betriebsamkeit des modernen Lebensstils aus. Und hier bieten Gewohnheiten mit positiven Rückkoppelungen zur organisch-psychischen Selbstregulation – wie das Ölschlürfen – gewissermaßen einen sichernden und stabilisierenden „Fels in der Brandung"!

4. Kapitel
Die Sonnenblume und ihre besonderen Gehalte

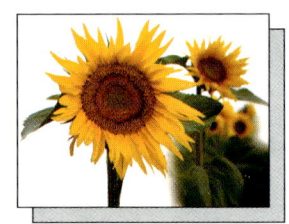

Das Kernstück des Selbsthilfe-Verfahrens

Die Sonnenblume (Helianthus annuus) dominiert die Landschaft, in der sie wächst. Auch bei uns wird die Nutzpflanze heute großflächig als „Ölquelle" angebaut. Ihr Fruchtkorb bildet dabei bis zur Reife mitunter nicht weniger als 2000 große Samenkerne aus, die sich dann dunkel (schwarz, braun, gefleckt) im Grund des Kelchs abheben - eine beliebte Beute hungriger Vögel und Menschenkinder.

Die geographische Wiege der Pflanze stand einst in der Neuen Welt, es handelt sich also um ein traditionelles Nahrungs- und Heilmittel der Indianer, das dort schon seit Jahrtausenden eifrig im Gebrauch stand.

Nach Kolumbus dauerte es einige Zeit, bis die Sonnenblume auch in der uns heimischen Erde Wurzeln schlug. Bezeichnenderweise geschah dies - in größerem landwirtschaftlichen Maßstab - zuerst in den Weiten des Ostens, im europäisch-asiatischen Raum. Der Erzählung nach hat der russische Landmann Bokarew aus Alexowka als erster erkannt, welch ungeheures Potential unter den harten Samenschalen der Sonnenblume verborgen liegt und sie als Nahrungspflanze großflächig angebaut. Danach schloß sich aber bald eine stürmische Entwicklung an, in deren Verlauf die Pflanze ganzen Landschaften und Provinzen ein neues Gesicht und Erscheinungsbild gab.

Ein kleiner aber aufschlußreicher religionsgeschichtlicher Exkurs

Für die erwähnte „stürmische Entwicklung" gab es einen besonderen Grund: In jener Zeit bildeten alltägliches Leben und Religion noch eine Einheit, d.h. letztere prägte das Dasein der Menschen vom Taufbecken bis zum Grab. Im alten Rußland war bekanntlich die griechisch-orthodoxe Ausrichtung des Christentums Staatskirche. Und diese hatte ihre besonderen Riten und ein strenges Reglement an religiösen Übungen und Gebräuchen. Die Kirche – in Person ihrer Vertreter, der „Popen" – packte ihre Schäfchen mit einem eisernen, disziplinierenden Griff und zwang sie gewissermaßen durch sehr strenge

Forderungen und Gebote zu ihrem Glück und Seelenheil. Dies ist nun nicht etwa distanziert-ironisch gemeint. Denn vieles von dem, was den Frommen abverlangt wurde und was man heute als Zumutung zurückweisen würde, kam ihnen wiederum durchaus indirekt zugute.
So lagen die Dinge auch im Falle der Sonnenblume, wie wir gleich sehen werden. Denn eine der einschneidensten und folgenreichsten religiösen Pflichten bestand im Fasten, das in regelmäßigen Abständen, zu bestimmten kirchlichen Festen immer wieder eingelegt werden mußte. Während dieser Zeit durfte z.B. kein Fleisch verzehrt werden. Und man bedenke: Die Bevölkerung setzte sich fast ausschließlich aus schwer arbeitenden Bauern zusammen; der Verzicht auf energiereiches tierisches Fett ging hier bei oft allgemein karger und qualitativ dürftiger Kost wirklich an die Substanz. Dieses Manko wurde jedoch ausgeglichen mit Hilfe von **pflanzlichem Fastenöl** - und zu einem solchen religiös-kultischen Bestandteil, zum selbstverständlichen Utensil der Lebenserhaltung, wurde im Laufe der Zeit das preiswerte, allzeit verfügbare und gesundheitlich segensreiche **Sonnenblumenöl**. Vor diesem Hintergrund wird auch verständlich, warum es gerade dieses Öl ist, das uns durch die russische Volksmedizin als Heilmittel beim Ölsaugen überliefert wurde.
Das Sonnenblumenöl war allerdings mehr als nur ein Notbehelf. Denn dieser „Pflanzensaft" aus dem vollreifen Samen bot gegenüber den sonstigen verwendeten Fetten vom Gesichtspunkt der Gesundheit, des ernährungsphysiologischen Wertes her, ausschließlich Vorteile. Der Glaube und die Unterwerfung unter seine strengen Gebote half dem Konsumenten in diesem Falle also tatsächlich, sein Glück zu machen und war ein wahrhaft fürsorglicher Schutz und Schild.

Die entgiftende Sonnenblume

Eine Besonderheit ganz eigener Art stellen ohne Zweifel die entgiftenden Qualitäten der Sonnenblume dar. Für die Therapie ist dabei vornehmlich der Same und das daraus gewonnene Öl interessant. Eine ungewöhnliche Reinigungskraft kommt aber auch dem Gewächs selbst zu. So stand vor einiger Zeit in einer Meldung des aid (Auswertungs- und Informationsdienst für Ernährung, Landwirtschaft und Forsten e. V.) zu lesen: „Sonnenblumen reinigen radioaktiv belastetes Wasser". Man bezog sich dabei auf einen Bericht in der Fachzeitschrift Resource, worin Erfahrungen von Wissenschaftlern in der Umgebung von Tschernobyl mitgeteilt und analysiert wurden. Sonnenblumen, so zeigten ausgedehnte Praxistests, reinigen Wasser auf natürliche Weise weitaus besser (und sehr viel billiger) als alle bekannten sonstigen

> Verfahren. Man hat die Sonnenblume deshalb auch schon als einen „Retter" der durch die Reaktorkatastrophe schwer heimgesuchten Ukraine (einschließlich angrenzender Länder) bezeichnet. In anderen Untersuchungen konnte gezeigt werden, daß mit Hilfe der Sonnenblumen auch schwermetallbelastete Böden - eine Hinterlassenschaft allzu sorgloser Industrieproduktion - zuverlässig saniert und später dann wieder landwirtschaftlich genutzt werden können.
> Die Beziehung „Sonnenblume und Entgiftung", wie sie im Mittelpunkt des hier behandelten Ölsaugens steht, kommt also durchaus nicht von ungefähr. Es gibt dafür ganz handfeste, medizinisch-wissenschaftliche Grundlagen.

Der hohe gesundheitliche Wert des Sonnenblumenöls resultiert aus den reichlich enthaltenen mehrfach ungesättigten Fettsäuren (65 bis 70%). Weitere wertgebende Inhaltsstoffe sind die Vitamine E und K sowie Lecithin. Für den Vegetarier besonders interessant ist z.B. auch der Gehalt an Vitamin D. Bemerkenswert erscheint überdies das ausgewogene Profil an B-Vitaminen, wie es sich in den Kernen findet. Sie sind außerdem reich an Mineralstoffen (besonders Calcium, Silizium, Magnesium, Fluor) und Spurenelementen. Der amerikanische Ernährungsforscher Dr. Herbert M. Shelton kam deshalb zu der Einschätzung: „All dies bedeutet, daß Sonnenblumenkerne eine ideale Mischung aus Nahrungsfaktoren darstellen, die für die Ausnutzung des Eiweißes notwendig sind".

Gerade im Hinblick auf das aus den Kernen gewonnene Öl gibt es noch eine ganze Reihe von Inhaltsstoffen, die in ihrem Wert unbestritten, aber in ihren Wirkungsgrundlagen bislang nur in Ansätzen erforscht sind. Viele davon gehören in die Gruppe der gesundheitlich wertvollen SPS (= Sekundäre Pflanzenstoffe). Die Inhaltsanalysen förderten auf jeden Fall noch zahlreiche weitere Substanzen zutage, die wir abschließend auflisten möchten, wobei wir den Ernährungsfachmann und Autor Günter A. Ulmer zitieren: Eiweiße, Globulin, Palmitin, Stearin, Arachnin, Lignocerin und Arginin. Bei vielen kann es sich wohl zukünftig noch herausstellen, daß ihnen für eine „volle Gesundheit" erhebliche Bedeutung zukommt.

Öl ist etwas Besonderes, schon allein deshalb, weil Samen eine einzigartige Hervorbringung der Natur sind. Was macht den Zauber der Natur aus? Das Leben. Seine Vielfalt und sein Einfallsreichtum, seine überbordende Dynamik, Anpassungs- und Wandlungsfähigkeit.

Alles dies konzentriert sich brennpunktartig im Samen. Sämtliche Energien

der Erde und des Kosmos, alle Gestaltungskräfte, die aus dem Starren, Unbelebten etwas Bewegtes, Werdendes machen, strömen hier ein, angefacht vom Antriebsaggregat der bunten Fülle: der Sonnenenergie.

Die Sonnenblume und ihr Öl sind deshalb nicht von ungefähr das Kernstück des Ölschlürfens. Die Pflanze kombiniert vielmehr in besonders glücklicher Konstellation beide wirkenden Kräfte im biologischen Bereich: das schwer Erdhafte und das ätherisch Kosmische, den mühsamen Fluß der Säfte aus der Erde und das Wachsen durch die kaum merkliche Berührung mit dem leichtfüßigen, masselosen, der Schwerkraft (fast) enthobenen Licht.

5. Kapitel
Wissenswertes zu therapeutischen Ölen

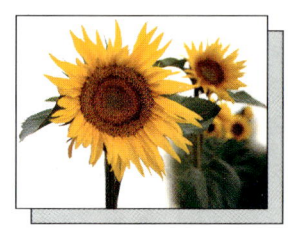

Öle mit besonderer medizinischer Wirksamkeit

Das Sonnenblumenöl bildet stets die Grundlage einer Ölschlürf-Kur. Es gibt jedoch vielfältige Möglichkeiten zur Variation, und diese sind ebenso sinnvoll, denn sie erlauben, individuelle Voraussetzungen und besondere gesundheitliche Schwachstellen beim jeweiligen „Praktiker" der Methode in den Kurplan einzubeziehen.

Verpassen Sie sich also selbst einen Maßanzug. Das Rüstzeug dafür finden Sie in den Hinweisen zu verschiedenen im Handel erhältlichen Spezial-Ölen mit besonderen Eigenschaften, die medizinisch-therapeutisch genutzt werden können.

Der Vollständigkeit halber sei es noch erwähnt: In den russischen Quellen wird gelegentlich auch Erdnußöl für das Ölsaugen empfohlen. Es ist dem Sonnenblumenöl jedoch sicherlich nicht überlegen. Wer dieses Spezialöl trotzdem probieren möchte, kann sich aus dem Reformhaus reines Kaltpreßöl aus dem Samen der unterirdisch reifenden Hülsenfrucht besorgen (vitaquell; lateinischer Name der Erdnuß: Arachis hypogaea).

Etwas Warenkunde für die Ölsaug-Praxis

Sonnenblumenöl-Öl gewinnt man aus den zahlreichen Kernen der äußerst ertragreichen Blütenkörbe. Bei der Kaltpressung werden die harten Schalen der Samen meist nur angeritzt, weshalb auch Wachse und weitere wertvolle Fettbegleitstoffe ins goldgelbe Endprodukt einfließen.

Folgende Qualitätsmerkmale sind für die Praxis des Ölsaugens besonders wichtig, und zwar sowohl im Hinblick auf das Sonnenblumenöl wie auch weitere nützliche Spezialöle:

1. Die für das Öl verwendeten Samen sollten aus Öko-Anbau stammen.
2. Das Öl muß kaltgepreßt („nativ") sein und darf nach der schonenden Gewinnung keiner Dampfwäsche ausgesetzt werden.

Sie können dazu auch eine Probe aufs Exempel machen: Mit Wasserdampf behandeltes angeblich „kaltgepreßtes" Sonnenblumenöl verliert weitgehend sein natürliches, stark nussiges Aroma.
Entsprechende hochwertige Produkte gibt es im Reformhaus (vitaquell) und Bioladen (Rapunzel, byodo, Davert-Mühle, Naturata). Auch Supermarkt-Ketten (Tengelmann, Rewe u.a.) haben inzwischen nachgezogen und bieten natives Sonnenblumenöl aus kontrolliert-biologischem Anbau an.
3. Kaufen Sie das Öl in kleineren Portionen (höchstens 0,5 l-Behältnisse, ob nun Flasche oder Dose), denn es altert nach dem Anbrechen sehr rasch. Achten Sie darauf, daß es in dunkle Glasflaschen (oder in Dosen) abgefüllt ist. Denn Licht läßt - was wenig bekannt ist - das Öl sehr viel rascher verderben als etwa Sauerstoff. Die Gefäße sollten nach der Verwendung immer sorgfältig verschlossen werden, und die Lagerung muß kühl und dunkel (am bequemsten im Kühlschrank) erfolgen.
Praxistip: Neuerdings haben manche Naturkostläden die Möglichkeit, das Öl gleich an Ort und Stelle, im Laden, selbst zu pressen. Entsprechende Geräte dazu wurden entwickelt. Solches Öl zeichnet sich im Hinblick auf das Qualitätsmerkmal Frische natürlich besonders vorteilhaft aus.

Olivenöl - ein „jungfräulicher" Schutz für Herz und Gefäße

Olivenöl steht in einem innigen Verhältnis zu Herz und Kreislauf und damit zur Grundlage anhaltender Jugendlichkeit („Der Mensch ist so jung wie seine Gefäße").
Diese Aussage versteht sich nicht von selbst. Denn für die Wissenschaft war die Analyse des Fettgehaltes im Olivenöl ursprünglich eine Enttäuschung. Etwa drei Viertel des Öls nämlich bestehen aus einfach ungesättigten Fettsäuren - dabei setzte man doch lange Zeit (und auch heute noch) in der Forschung voll auf die mehrfach ungesättigten Fette zur Vorbeugung gegen den Herzinfarkt.
Und trotzdem: Überall dort, wo statt tierischer Fette viel Olivenöl verzehrt wird, gibt es durchweg die wenigsten Herzkranken. Berühmt wurde in diesem Zusammenhang die Kreta-Diät: Auf diesem geschichtsträchtigen Eiland gehören Oliven und das Olivenöl zu den Grundnahrungsmitteln - und die Bevölkerung weist die „weltweit niedrigste Herzinfarkt-Rate" auf (G.A. Ulmer). Schon vor 40 Jahren hatte ein Leibarzt des damaligen amerikanischen Präsidenten Dwight D. Eisenhower (1890-1969; Regierungszeit von 1953-1961) eine bemerkenswerte Entdeckung gemacht, die er unter dem Begriff der **„Mediterranen Kost"** zusammenfaßte. Der pflanzlich geprägte Speisezettel vor

allem Süditaliens (Sizilien) und bestimmter Teile Griechenlands erweist sich bei näherem Hinsehen als wahre Schutzkost gegen ansonsten weitverbreitete Zivilisationskrankheiten.
Erst heute kristallisiert sich allmählich heraus, was den Hintergrund für die eigenartige Schutzwirkung des Olivenöls (trotz geringen Gehaltes an mehrfach ungesättigten Fettsäuren) und der – kalorienmäßig – eher kargen aber an Obst und Früchten reichen mediterranen Küche der traditionell eher armen Landstriche in Südeuropa ausmacht.

Denn das im Olivenöl enthaltene Fett ist vor allem ein Vehikel für allerlei andere darin enthaltene Substanzen, Schätze, Besonderheiten, Spezialitäten des Bodens und der Pflanze Olea europea. Auf der Ladefläche dieses Transportmittels gelangen beispielsweise zahlreiche Enzyme mit in den Körper. Ebenfalls im Lieferprogramm inbegriffen sind Vitamine, Mineralstoffe, Chlorophyll, andere Pflanzenfarbstoffe wie die zahlreichen Carotinoide, seltene Eiweißstoffe und fettähnliche Substanzen, Lecithin, Aromastoffe.

Das Olivenöl ist für diesen Zweck aus einem bestimmten Grund auch besonders prädestiniert, und dies wird aus unerfindlichen Gründen bislang viel zu wenig gewürdigt:
- **Das Öl stammt nicht nur aus dem Samen der Pflanze. Vielmehr sitzen ganze zwei Drittel davon im Fruchtfleisch und werden daraus gewonnen.**
- **Olivenöl gehörte schon immer zu jenen Ölen, die relativ wertschonend und ohne allzu große Erhitzung (bzw. chemische Extraktion) gewonnen werden konnten („Jungfernöl" aus erster Pressung). Dadurch blieben viele wertvolle Inhaltsstoffe - mehr als früher in allen anderen Speiseölen - enthalten.**

Wahrscheinlich sind es also bestimmte Sekundäre Pflanzenstoffe (SPS) - die man im einzelnen noch gar nicht identifiziert hat -, die dem Olivenöl seine besondere, herausragende Bedeutung und seinen Wert als Herzschutzkost verleihen. Das Öl selbst ist das (in diesem Falle gerne gesehene) Trojanische Pferd, das sie in den Körper schleust.
Aus allen diesen Gründen drängt sich in unserem Zusammenhang folgende praktische Konsequenz auf:
Die Verwendung von Olivenöl gehört zu den wichtigsten Variationen für das Ölschlürfen.
Dies gilt vor allem dann, wenn z.B. in der Familie gehäuft Herz-Kreislaufleiden und/oder Schlaganfälle vorgekommen sind oder entsprechende Grunderkrankungen (hoher Blutdruck, Übergewicht) vorliegen.
Verwenden Sie während der Olivenöl-Kurtage das Öl auch in der Küche, vorzugsweise unerhitzt zu Salaten, da viele der erwähnten Sekundären

Pflanzenstoffe sehr empfindlich sind (so z. B. gegen Erwärmung, Sauerstoff). Und noch ein Vorteil des Oliven-Ölschlürfens: Es räumt unter Umständen gewisse geschmackliche Barrieren gegen das Öl aus dem Weg. Denn Olivenöl selbst hat ein recht intensives Eigenaroma, und dies ist nicht jedermanns Sache. Das Ölschlürfen gewöhnt die empfindlichen Geschmacksnerven an die besondere Nuancen, man entdeckt manche reizvolle Note im aromatischen Profil der Pflanze.

Sesamöl - Das Gold des indischen Ayurveda

Sesamöl gehört zu den Kostbarkeiten unter dem flüssigen Gold der Pflanzen. Die kleinen, leichten Samen (sie wiegen jeweils nur etwa drei tausendstel Gramm) sind uns beispielsweise als Gewürz auf Brötchen, Brot und anderen Backwaren gut bekannt. Das daraus gewonnene Öl hat seine Besonderheiten, die es zur Alternative fürs Ölsaugen prädestinieren. Die Vorzüge gelten weniger im Hinblick auf den Geschmack; dieser ist eher neutral und wenig markant. Wichtiger ist ein ganzes Potpourri an Nähr- und Wirkstoffen. Der Gehalt an mehrfach ungesättigten Fettsäuren ist dabei allerdings nicht gerade überragend, jedoch in der Zusammensetzung günstig und ausgewogen (45%). Einfach ungesättigte Fette sind mit einem Anteil von mehr als 40% enthalten.
Die Chemiker haben zwei Stoffe im Sesamöl ausgemacht, denen bemerkenswerte Eigenschaften zukommen: Sesamol und Sesamolin. Diese Verbindungen wirken als starke Antioxidantien, sind also in der Lage, sog. Sauerstoff-Radikale unschädlich zu machen.
„Radikale": *Instabile Moleküle und Atome, die im Körper wie Sprengsätze zu wirken vermögen, da sie anderen Atomen und Verbindungen Elektronen entreißen und sie instabil machen. Dadurch können z. B. die Zellmembranen oder Zellkerne geschädigt werden.*
Sesamöl enthält darüber hinaus Komponenten, die Pilze, Bakterien und Viren abwehren (desinfizierende Wirkung). Das enthaltene Lecithin ist für die Funktionstüchtigkeit der Nervenzellen von besonderer Bedeutung. Wichtige Spurenelemente kommen hinzu, so etwa Chrom, Nickel, Mangan.
Im Hinblick auf das Ölsaugen ist Sesamöl eine naheliegende, vorzügliche Bereicherung, vor allem für Menschen, die Verdauungsprobleme haben (Verstopfung). Auch hier gilt als Voraussetzung: es müssen hochwertige Produkte herangezogen werden (wirklich kaltgepreßtes Öl vornehmlich aus biologisch-kontrolliertem Anbau). In der Ayurveda-Medizin werden auch solche Sorten allerdings vor der Anwendung auf etwa 110°C erhitzt („gereift"), wie wir bereits gesehen haben.

Leinöl - ein hilfreiches Mittel bei Erkältungen, für den Darm und sogar bei Krebserkrankungen

Der Lein (= Flachs) gehört zu den vielseitigsten Nutzpflanzen überhaupt. Wir alle kennen noch das „Linnen", zumindest aus Märchen und vom Hörensagen. Heute ein eminent teures Tuch, war es früher der textile Rohstoff schlechthin (jedenfalls bei uns). Lein, seine strapazierfähigen Fasern, werden verwendet, um feste Seile zu fertigen. Einen Schatz ganz besonderer Art bergen jedoch vor allem die Fruchtkapseln der Pflanze nach dem Verblühen. Der darin reifende **Leinsamen** galt lange Zeit als vorzügliche Verdauungshilfe, und, obwohl heute etwas aus der Mode gekommen: mit ziemlicher Sicherheit ist der Samen das bei weitem Beste, Zuträglichste, Unschädlichste, was dem Verstopften für die Behebung seiner Beschwerden zur Verfügung steht. Dazu muß man den Samen gar nicht zerkleinern. Auch die ganzen Körnchen quellen während der Darmpassage ungemein stark auf, reizen damit durch leichten Druck die Darmwände, was die Peristaltik (Eigenbewegung des Darmes) anregt und den Nahrungsbrei flott durch den Verdauungstrakt bugsiert.

Und erst **das Öl selbst!** Bei den Ernährungsforschern ist es nun schon gut ein Vierteljahrhundert in der Skala der Wertschätzung immer weiter nach oben bis ganz an die Spitze geklettert - beim Verbraucher herrscht leider die entgegengesetzte Tendenz vor. Denn es gibt bestimmte Nachteile hinsichtlich der praktischen Handhabung des Öls in der Küche. Leinöl verdirbt ungemein rasch, wird also schnell ranzig. Es kann immer nur eine kleine Menge davon für wenige Tage im Kühlschrank aufbewahrt werden. Außerdem ist der Geschmack des zähflüssigen Öls nicht jedermanns Sache.

Trotzdem sollten wir die Vorteile auch dieses Öles für das Ölschlürfen nutzen. Erinnert sei bei dieser Gelegenheit auch an die Budwig-Öl-Diät insbesondere bei Krebs, und es kann ganz gewiß nicht schaden, wenn speziell der Krebspatient immer wieder Kurtage mit Leinöl einlegt (sowohl Ölsaugen wie auch zu bestimmten Speisen wie dem Leinöl-Quark).

(Volks-)Medizinisch kommen dem Leinöl noch weitere Eigenschaften zu. So hilft es z.B. gegen
- Erkältungen, Entzündungen, Katarrhe, Husten sowie
- vielfältige Beschwerden im Bereich der Verdauungsorgane oder bei Durchfall.

Deshalb unser Rat: Naturarzneien müssen nicht gut schmecken. Beziehen Sie Leinöl in das Ölsaugen ein. Es bringt zusätzliche immunstärkende, reinigende, die Zellatmung befördernde Gehalte, hilft dem Organismus, sich für jene Kräfte zu öffnen, welche die Selbstregulation stärken.

Schwarzkümmelöl - Die Pharaonenmedizin

Bei diesem Öl handelt es sich um einen Newcomer unserer Tage, allerdings um einen solchen mit langer Vorgeschichte. Schon im alten Ägypten galt es als heilsam, und Reste des begehrten Stoffes fanden sich unter den 1922 vom britischen Archäologen Howard Carter fast unversehrt aufgefundenen Grabbeigaben Tut-ench-Amuns (Regierungszeit von 1347-1337 v. Chr.).
Schwarzkümmelöl weist wertvolle ungesättigte Fettsäuren auf, die als Vorstufe für bestimmte hormonähnliche Stoffe dienen (Prostaglandine). Diese wirken „moderierend" auf das Immunsystem ein, normalisieren überschießende, außer Kontrolle geratene Abwehrreaktionen und sind deshalb vorteilhaft im Falle von Allergien (Neurodermitis, Asthma) oder jenen Krankheiten, bei denen das Immunsystem eigene Körpergewebe zerstört (bestimmte rheumatische Leiden, Diabetes, entzündliche Darmerkrankungen).
Eine Vielzahl weiterer - zum großen Teil unerforschter - biochemische Pflanzenstoffe bedingen beispielsweise zusätzlich eine desinfizierende Wirkung, weshalb Schwarzkümmelöl seit jeher in China und Indien als „natürliches Antibiotikum" verwendet wurde. Die betreffenden pflanzlichen Verbindungen richten sich aber auch gegen Viren und Pilze. Diese spezifischen Eigenschaften machen das Öl als Bestandteil einer Anti-Mykosen-Diät oder einer entsprechenden Behandlung interessant. Das wirkliche Ausmaß solcher Leiden (Verpilzungen vor allem des Darmes) ist zwar umstritten. Jedoch kann man davon ausgehen, daß die Erkrankungsrate in Verbindung mit einer allgemein verschlechterten Immunlage in den vergangenen Jahrzehnten stark zugenommen hat. Und es gibt nur wenige natürliche Mittel (mit Ausnahme von Diät-Maßnahmen), die hier wirklich helfen.
Schwarzkümmelöl ist deshalb für das Öl-Kauen eine starke Empfehlung und wertvolle Bereicherung, besonders in Form von den Sonnenblumenöl-Plus-Tagen, wie wir sie bei den „Spezial-Rezepten" beschreiben.

Traubenkernöl

Ein hochinteressantes, relativ neues Produkt auf dem Markt. Das Öl aus den Weintraubenkernen ist reich an Linolensäure, Vitamin E und Phytochemikalien. Darunter befinden sich bestimmte Bestandteile von Pflanzenfarbstoffen, sog. Procyanidine, die gewissermaßen als Turbos für Vitamine aktiv werden und deren Verwertung im Organismus stark verbessern. Diese Stoffe macht man übrigens auch für die speziellen Herzschutzwirkungen von Rotwein (wenn

nicht gerade im Übermaß konsumiert) verantwortlich, weil beim dunklen Rebensaft die Kerne mitvergoren werden.
Außerdem hat man im Procyanidin einen höchst leistungsstarken Radikale-Fänger entdeckt. Fest steht auch, daß die Substanz für Stabilität und Elastizität wichtiger Körpergewebe (beispielsweise der Arterienwände) zu sorgen vermag. Die Fließeigenschaften des Blutes werden verbessert, was auch mehr „Gedankenfrische" verleiht sowie Konzentrationsstörungen beseitigen hilft.
Man sieht: Hier eröffnet sich ein überraschend breites Anwendungsspektrum, und dies macht das Öl als Variante und Ergänzung für die Ölziehkur gut geeignet.
Tip: Zur „Verjüngung" (geistig-körperlich), als Jungbrunnen für die Gefäße jeden Monat einige Traubenkernöl-Tage einlegen, und zwar in Form von sog. Sonnenblumenöl-Plus-Tagen (siehe Seite 73).
Ähnliches gilt für das **Kernöl aus Schwarzen Johannisbeeren.** Dieses enthält bemerkenswerte Mengen an Gamma-Linolensäure und wird deshalb von Naturheilärzten und Heilpraktikern zur Therapie von Neurodermitis empfohlen.

Kürbiskernöl - hilfreich für Prostata, Blase und Nieren

Viele haben davon gehört: In Kürbiskernen sind Substanzen enthalten, die gutartigen Vergrößerungen der **Vorsteherdrüse** (BPH = benigne Prostatahyperblasie) vorbeugen bzw. bei Vorliegen einer solchen die Symptome (Störungen bei der Blasenentleerung, Restharn, nächtlicher Harndrang) Erleichterung bringen.
Das aus den Samen des Ölkürbis (Cucurbitae pepo, maxima, moschata u.a.) gewonnene Öl ist eine wirkliche Spezialität und äußerst komplex zusammengesetzt. Es enthält neben dem gelösten Fett z.B. Cucurbitin, seltene Aminosäuren (mehr als ein Dutzend davon), Vitamin E und ansonsten rare Spurenelemente wie das Selen.
Kürbiskernöl empfiehlt sich insbesondere auch bei Beschwerden mit der **Blase** (z.B. Reizblase) und den **Nieren**, mit denen vor allem Frauen häufig zu tun haben. Volksmedizinisch wurden die Samen lange Zeit auch erfolgreich gegen Band- und Spulwürmer verwendet – ein Zeichen dafür, daß das Öl gut in Kuren zur Stärkung der Verdauungs- und Abwehrkräfte seinen Platz findet wie auch zur Regeneration der Ausscheidungsorgane ganz allgemein.
Kürbiskernöl (auch unter der Bezeichnung „Steirisches Bauernkernöl" im Handel angeboten) ist eine aromatische Variante zur Standard-Ölsaugkur, da die Kerne in der Regel vor dem Pressen leicht angeröstet werden. Es entfaltet

ganz eigene, unverwechselbare therapeutische Wirkungen. Besorgen Sie sich deshalb regelmäßig kleine Mengen (100 ml) und geben Sie etwas davon dem Sonnenblumenöl bei. Sie können darüber hinaus natürlich auch ab und zu reine Kürbiskernöl-Kurtage einlegen.

Weizenkeimöl - Jungbrunnen und Kraftstoff für die Muskeln

Weizenkeimöl fällt unter den Pflanzenölen in vielfacher Hinsicht auf und nimmt darunter eine besondere Stellung ein. Der Keim des wichtigsten Getreides gilt als „Gold der natürlichen Ernährung", und das daraus gewonnene Öl ist reich an mehrfach ungesättigten Fettsäuren sowie darüber hinaus besonders an Vitamin E. Weitere Besonderheiten sind die darin enthaltenen „Antistreß-Faktoren", die man im einzelnen bis heute noch nicht identifiziert hat. Außerdem, so die Einschätzung der Forschung, macht Weizenkeimöl leistungsstark: dies gilt im Hinblick auf Körperaktivität (Sport), Ausdauer, aber auch für unsere Herzfunktion direkt, wie Messungen an diesem Organ ergeben haben. Weizenkeime und Weizenkeimöl gehören deshalb zum Speiseplan vieler Spitzenathleten.

Man macht für die Effekte einen Stoff verantwortlich, der bislang wenig erforscht ist, und zwar das Octacosanol. Diesem kommt offenbar für die Koordination von Muskelaktivitäten, vermittelt durch Nervenimpulse, eine besondere Bedeutung zu.

Haupt-Wirkungselement im Weizenkeimöl ist aber sicher das fettlösliche Vitamin E (wissenschaftliche Bezeichnung: Tocopherol). Es gibt zahlreiche solche Tocopherole. Drei davon sind für unser Wohlergehen von Bedeutung. Und sie alle finden sich in Weizenkeimöl, der in dieser Hinsicht wohl ergiebigsten und „vollwertigsten" natürlichen Quelle. Als das Vitamin vor mehr als 60 Jahren erstmals synthetisiert wurde, geschah dies aus Weizenkeimen (Evans, 1936). Schon zwei kleine Teelöffel des Öls decken den täglichen Vitamin-E-Bedarf, jedenfalls wenn es nach den Richtlinien der Deutschen Gesellschaft für Ernährung geht. Es gibt jedoch auch zahlreiche Experten, die eine deutlich größere Tocopherol-Aufnahme befürworten.

Vitamin E: Ein bedeutendes Antioxidans und vielleicht wichtigster Widerpart der Freien Radikale. Vitamin E verhindert Schädigungen von Blutgefäßen und Zellen, beugt vorzeitigen Alterserscheinungen vor. Es ist kein Wundermittel, keine Garantie für Jugendlichkeit (als solches schätzte man es bei seiner spektakulären Entdeckung ein), aber eine wichtige Voraussetzung für anhaltende Vitalität und Gesundheit im Alter.
Der Erinnerung wert: Die Medizin-Autorin I. Münzing-Ruef berichtet von einer

früher von Naturheilärzten häufig angewandten Vitamin E-Aufbaukur: Dazu besorgt man sich 100 ml hochwertiges Weizenkeimöl. Am ersten Tag nimmt man davon einen großen Tropfen (am besten mit einer Pipette dosieren) ein; am Tag darauf zwei Tropfen usw. bis man nach 10 Tagen bei ebensovielen Tropfen angekommen ist. Dann legt man eine Pause von 5 Tagen ein. Hinterher verfährt man wieder wie beim ersten Mal mit einer allmählichen Steigerung der täglichen Einnahmemenge.

Der Effekt selbst einer solchermaßen bescheidenen Maßnahme: Nerven und Sinne arbeiten präziser und schärfen sich, Muskeln werden gestärkt, die Haut wird straffer.

Wir empfehlen: Ölschlürfen mit Weizenkeimöl. Vorzugsweise z.B. fünf Tage hintereinander als Abwechslung in Verbindung mit der Basis-Sonnenblumenöl-Kur. Oder alternativ zum Sonnenblumenöl in einer Phase der Rekonvaleszenz, wenn der geschwächte Organismus wieder zu Kräften kommen will und soll.

Sojaöl – „Schmiermittel" für die Nerven

Soja ist inzwischen ein geradezu universeller Grundstoff für verschiedenartigste Nahrungsmittel geworden. Die Nutzpflanze hat eine kurze, stürmische Karriere hinter sich. Von ihrer Heimat China aus eroberte sie die Welt, was nicht von ungefähr kam: die Hülsenfrucht (eine botanische Verwandte unserer Erbsen) weist ein überragend vorteilhaftes Spektrum an Wirk- und Nährstoffen auf, z.B. einen enormen und für pflanzliche Hervorbringungen höchst ungewöhnlichen Anteil an Eiweiß (36%). Beachtlich ist auch der Fettgehalt, und dieser wird seit jeher durch bestimmte Verfahren aus dem Samen extrahiert und für vielfältige Ernährungs- und sonstige Anwendungszwecke genutzt.

Die Besonderheit des Öls beruht auf mehreren Faktoren:
- **Lecithin** (1,5 bis 3,5%). Dieser Stoff ist wichtig für die Nerven. Spezielle Lecithinpräparate, wie sie vor einigen Jahren Hochkonjunktur hatten, werden in aller Regel aus Sojabohnen gewonnen.

Lecithin ist eine Vielzweckwaffe im Organismus. Die Substanz „putzt" die Gefäße durch, so das Urteil von US-Forschern, erweist sich als „wertvoller Nährstoff, der das Blutfett aufzulösen vermag" (Dr. Burgerstein). Dadurch wird verhindert, daß sich Cholesterin in den Gefäßen festsetzt, was zu Arteriosklerose mit den Folgekrankheiten Herzinfarkt und Schlaganfall führt. Lecithin gilt als ideale und ganz spezifische „Gehirnnahrung". Dies ist in seiner Zusammensetzung begründet: Es enthält nämlich Inosit und Cholin in beträchtlichen Mengen, Stoffe, die den B-Vitaminen zugerechnet

werden. Lecithin kommt überall im Organismus, in jeder Körperzelle vor. Dies gilt besonders für das Zentralnervensystem, die Nervenzellen ganz allgemein und wichtige Organe wie die Leber.
Übrigens: Auch **Sonnenblumenöl** enthält überdurchschnittlich viel Lecithin.
• Sojaöl zeichnet weiterhin ein hoher Anteil an mehrfach ungesättigten Fettsäuren (Linolensäure) aus.
• Spezialitäten des Öls sind auch lebenswichtige bzw. gesundheitsfördernde Wirkstoffe in bemerkenswerter Größenordnung: z.B. Vitamin E sowie sog. Phyto-Östrogene. Letzteren sagt man neuerdings meßbare Krebsschutzwirkungen nach.
Unser Rat: Erkundigen Sie sich im Fall von Sojaöl sehr genau:
1. Nach den Ausgangsstoffen für das Soja-Öl. Nur biologisch-kontrollierte Ware garantiert, daß kein „Gen-Soja" verwendet wurde und daß das Öl keine durch den Anbau bedingten Verunreinigungen (Pestizide) aufweist.
2. Fragen Sie nach der Art der Gewinnung. Hohe Erhitzung, chemische Extraktion schaden den wertgebenden Inhaltsstoffen, Fettsäuren sowie Vitaminen und Pflanzenhormonen gleichermaßen.
Sind diese Bedingungen erfüllt, kann man das Öl insbesondere bei folgenden persönlichen Voraussetzungen mit Gewinn zum Ölsaugen nutzen: Neigung zu Nervosität, Hektik; hohe berufliche und familiäre Belastung; für Frauen während und nach den Wechseljahren. Gut geeignet auch für Geistesarbeiter.
Jedoch: Immer nur als Variante zur Basis-Sonnenblumenöl-Kur (z.B. für eine Woche innerhalb eines 3-Monate-Zyklus), im rhythmischen Wechsel mit weiteren hier vorgestellten besonderen Ölen.

> Weitere empfehlenswerte therapeutische Pflanzenöle für Spezialanwendungen sind: Hanföl, Nachtkerzen- und Borretschöl, Mandel-, Walnuß- und Haselnußöl (wenn in Öko-Qualität, kaltgepreßt, erhältlich). Nicht vergessen werden sollte auch das Erdnußöl. Wie bereits erwähnt, wird es in den Quellen gelegentlich als Alternative zum Sonnenblumenöl aufgeführt.

6. Kapitel
Ölsaugen, Fasten und Intensiv-Entschlackung

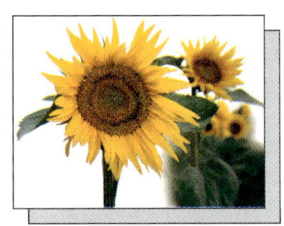

Warum wir ständig entschlacken müssen

Hier befinden wir uns auf dem Sektor der mit Recht momentan sehr populären ausleitenden Therapien, umrissen mit den Stichworten Entschlackung, Entsäuerung und (Blut-)Reinigung.

Bei der Kombination von (Heil-)Fasten und dem Ölsaugen steht natürlich der Entgiftungs-Effekt im Vordergrund. Aber es werden auch Signale an die nachfolgenden Verdauungsabschnitte geschickt. Denn man bedenke: Auch während des Fastens müssen bekanntlich die Verdauungswege durchaus (Höchst-)Leistungen erbringen. Der Darm scheidet in der Regel weiter Abfallstoffe aus. Außerdem: die mögliche Anregung von Stoffwechselvorgängen ist gerade beim Fasten sehr erwünscht und beschleunigt die angepeilten Heilungs- und Regenerationsprozesse.

Entschlackung rettet Leben

Fette und vor allem die Öle, wir haben es schon erfahren, sind ein geradezu ideales Vehikel für vielfältige Begleitstoffe. Im Falle von Sonnenblumenöl oder Olivenöl gilt dies in erster Linie für willkommene Hilfsgüter unseres Stoffwechsels, wie z.B. die Sekundären Pflanzenstoffe (SPS), von denen viele eine ausgesprochen krebsfeindliche Wirkung haben.

Das in unserem Körper eingelagerte Fett allerdings, das uns überflüssige Pölsterchen und allzu ausladende Rundungen verleiht, stellt kein solches mobiles Transportmittel dar. Es erweist sich vielmehr als Immobilie und lädt einen ganz anderen Schlag von Gästen ein: Schwermetalle beispielsweise, wie man schon lange weiß, oder schlimmer noch: giftige Substanzen des Stoffwechsels (oft Säuren), die aktuell nicht aus dem Körper geschafft werden können. Letzteres gelingt nicht, weil etwa durch langjährige Fehlernährung eine chronische Übersäuerung der Gewebe eingetreten ist. „Vergessen und begraben" sind diese Substanzen dann möglicherweise dort für einige Zeit, da der Organismus

unter diesen Umständen andere Sorgen hat und ständig mit einem System an Notverordnungen regiert. Permanent wird dabei Fettzelle um Fettzelle - eigentlich jeweils eine kleine Energiereserve für schlechtere Zeiten - zwangsrequiriert, beschlagnahmt und in ein Zwischenlager für brisantes chemisches Abfallmaterial umgewidmet.
Dies kann langfristig nicht gutgehen.
In der Forschung kennt man solche Zusammenhänge zwar (besonders was die erwähnten Schwermetalle angeht, also Quecksilber, Blei, Cadmium), man maß ihnen jedoch bislang keine entscheidende Bedeutung zu. In den vergangenen Jahren ist hier ein Umdenken zu erkennen. Dafür sind „harte Fakten" verantwortlich, und diese neuen Erkenntnisse sollten dem Betrachter in der Tat zu denken geben.
Beunruhigung riefen neuerdings beispielsweise die Forschungsergebnisse einer Gruppe von Wissenschaftlern am britischen Krebsforschungszentrum hervor. Sie wurden in der Zeitschrift „Journal of Cancer Research" veröffentlicht und mündeten in der Einsicht: „Frauen mit mehr Fettpolstern haben ein höheres Brustkrebs-Risiko als dünnere". Und weiter hieß es in der entsprechenden Nachrichtenagentur-Meldung: „Die Forscher vermuten, daß sich im Körperfett Stoffe befinden, die den Brustkrebs auslösen können". Als man nämlich das Fettgewebe genauer unter die analytische Lupe nahm, stieß man auf sehr viele verschiedenartige Verbindungen - im einzelnen sind sie noch gar nicht chemisch exakt bestimmt -, die DNS-schädigend wirkten, also in der Lage waren, das Erbgut der „belagerten" Zelle zum Nachteil zu verändern.
Solche Berichte und neue Erkenntnisse sind nur die Spitze des Eisberges! Wahrscheinlich ist, daß die Anstöße zu vielen Krankheiten, zur Tumorbildung oder Degeneration der Arterien, zu Leberzellveränderungen, Nierenfunktionsverlusten, Darmschleimhautschädigungen und vieles andere mehr in unseren Zellen schlummern, vornehmlich in solchen, die als Müllkippe mißbraucht werden. Denn dieselben sehen sich urplötzlich biochemischen Einflüssen ausgesetzt, gegen die sie kein Programm der Krisenabwehr haben. Ihre Selbstregulationskraft wird zermürbt, die Ordnungsstrukturen brechen ein, die Zellen entarten oder sterben ab. Schwer wiedergutzumachende Funktionsverluste oder gar Krebs sind die Folge.

Wir sollten bedenken: Verschlackungen gibt es von Kopf bis Fuß. Nur ein Beispiel: Auch der Graue Star (Katarakt), die Trübung der Augenlinse im fortgeschrittenen Alter (meist nach dem 60. Lebensjahr), ist die Folge eines „verlangsamten Stoffwechsels". Denn jeder Teil unseres Körpers, ob

> Knochen, Gehirn, Bindegewebe lebt - und Leben heißt „Austausch". Im Falle der Verschlackung leben wir wie mit angezogener Handbremse. Die entstehenden biochemischen Abfallprodukte können nicht rechtzeitig abtransportiert werden und sammeln sich an. Verschlackungs-Strukturen finden sich deshalb nicht nur in Fettgewebe, sondern in allen Abteilungen des Leibes, auch im Gehirn (Alzheimersche Plaques). Damit sich kein Grauschleier über Blick, Gedächtnis und Gedanken legt, tun wir gut daran, unseren Stoffwechsel austauschaktiv zu halten. Dabei hilft das Ölschlürfen, besonders in Verbindung mit (sanften) Formen des Fastens und der Mobilisierung von Immunsystem, Darm, Nieren und (Schleim-)Häuten.

Intensiv-Entschlackungskuren mit Ölsaugen

Am wirkungsvollsten ist das Ölsaugen sicherlich in Verbindung mit einer mengenmäßig reduzierten Kost, die aber viele pflanzliche Hilfsstoffe (für den Verdauungsprozeß) und Schutzfaktoren (Antioxidantien, Enzymbausteine zur Entgiftung) sowie Stimulanzen für die richtiggehende Entschlackung (u.a. in Kombination mit Darmreinigungsmaßnahmen) enthält. Optimal wäre es, wenn wir regelmäßig 2 bis 3 Tage an einem Stück für solche Entlastungsphasen reservieren würden.
Doch wir sollten uns dem Optimum nur allmählich annähern, uns nicht gleich am Anfang überheben. Richtlinie deshalb zu Beginn:
- *Jede zweite Woche **einen** Intensiv-Entschlackungstag einlegen!*

Ein Intensiv-Entschlackungs-Vormittag - konkret

- Nach dem **Aufstehen:**

Ölsaugen, 15-20 Minuten, mit Sonnenblumenöl.
- Danach etwa **1/2 Stunde Pause** bis zur ersten Mahlzeit. In dieser Zeit kann ein Tee getrunken werden: *Mischung aus Brennessel, Pfefferminze, Birkenblättern, jeweils etwa gleiche Teile. Entsprechende Fertigtees gibt es im Handel (auch als Beuteltee).*

- **Frühstück:**

1 Banane, 1 Apfel, 1 Birne.
Zuerst schält man die Banane und teilt sie in etwa 10 kleine Portionen. Die

einzelnen Bissen werden dann gründlichst gekaut und eingespeichelt („gefletchert") und erst danach geschluckt. Nun ein klein wenig warten und dann wie beschrieben mit dem Apfel und der Birne verfahren. Beide müssen mit warmem Wasser sorgfältig gereinigt und sollten mit der Schale verzehrt werden. Auch hier gilt: Jeden Bissen mit Speichel durchwirken. Wegen der in Äpfeln enthaltenen intensiven Säure empfiehlt es sich, immer einen Bissen dieser Frucht zusammen mit einem Bissen Birne kauen, damit der Zahnschmelz beim Fletchern nicht zu sehr angegriffen wird. Dies erleichtert auch das ausdauernde Kauen der Birne; denn diese Obstart verflüssigt sich im Mund bekanntlich ausgesprochen rasch.

Der Effekt: Sie werden sofort, unmittelbar spüren, daß die Nahrung - solcherart vorbereitet - zum Balsam wird. Viele, die auf Obst üblicherweise mit Unverträglichkeits-Symptomen reagieren, werden es in dieser Form anstandslos konsumieren können.

Diese Art des Essens wirkt wie eine wohltuende Massage, die Sie den unteren Verdauungsorganen (Magen, Darm, Bauchspeicheldrüse, Leber) selbst verabreichen.

Die Bauchorgane bleiben entspannt bzw. entkrampfen sich. Der Kopf klärt sich, Körper und Geist sind hellwach.

- Etwa gegen 9 Uhr schließt sich ein **zweites Frühstück** mit der gleichen Kombination von Früchten und derselben Vorgehensweise an. Dazwischen und danach kann/soll eine Tasse Tee getrunken werden: *Mate-Tee, wenn Sie etwas Anregung wünschen oder brauchen (beispielsweise bei niedrigem Blutdruck). Oder Grüntee.*

Achtung: Beide Teesorten enthalten Koffein. Wenn Sie bereit und willens sind solche Aufputschmittel während der Entlastungstage zu meiden: umso besser. Als Ersatztee bietet sich Rotbuschtee an (seit einiger Zeit in Öko-Qualität erhältlich) oder die schon erwähnte, auch geschmacklich ansprechende Brennessel-Pfefferminz-Brombeer-Mischung.

Kleine Teekunde

Die „Kleine Teekunde" soll Ihnen helfen, die persönlichen Entschlackungsgetränke selbst sachverständig auszuwählen und zusammenzustellen. Denn über den Erfolg einer Maßnahme entscheiden oft Kleinigkeiten, und ein nachhaltiger Durchbruch zu neuer Lebensqualität und Gesundheit tritt dann am schnellsten ein, wenn alles zusammenpaßt und ineinandergreift.

Hierfür gibt es keine Patentrezepte, da jeder Mensch über seine ganz eigenen Voraussetzungen, Defizite wie Stärken, verfügt.

Empfehlenswert im Hinblick auf die Entsäuerung und Entgiftung des Körpers sind beispielsweise die „Exoten" **Lapachotee** (Südamerika) und **Teufelskralle-Tee** (Südafrika, Namibia). Von den heimischen Spezialisten unter den Heilpflanzen haben wir die **Brennessel** (sowie **Brombeer-Blätter** und **Pfefferminze**) schon erwähnt. Sehr empfehlenswert sind in dieser Hinsicht auch **Löwenzahn** (Bitterstoffe), **Birke** und insbesondere **Bohnenschalen** (auch die Bohnen stammen aus der „Neuen Welt" und kamen erst mit Kolumbus und seinen Nach-Seefahrern nach Europa). Bei letzteren sind es sog. Glukokinine, die zur Entgiftung und Einleitung von Ausscheidungsvorgängen beitragen. Für Entschlackungs- und Blutreinigungskuren eignen sich darüber hinaus noch besonders: **Schafgarbe** und **Zinnkraut** sowie Mischungen aus allen vorgestellten Heilpflanzen.

Weitere Tips zu Ölsaug-Kuren mit intensiver Körperentschlackung

Als besonders effektiv erweisen sich Entschlackungskuren, wenn man die Pflanzenwirkstoffe direkt nutzt, sie also nicht über den Umweg der Trocknung zuführt, sondern frisch vom Lieferanten, dem oft „wild" in der freien Natur gedeihenden Gewächs. Auch in diesem Fall lassen sich – je nach Krankheitsdisposition, vorhandenen Leiden – spezielle heilsame Kombinationen aus Wild-, Obst- und Gemüsesäften zusammenstellen, die für Rekonvaleszenten nach schweren Erkrankungen zur Energiequelle werden können.

Spezialtips für therapeutische Frischpflanzensäfte:
Bärlauch, Brennessel, Brunnenkresse (Blutreinigung). Petersilie (Harnwege). Kohl (Magen, Schleimhäute). Rettich (Leber). Zwiebeln/Knoblauch (Verdauung, Blutgefäße, Gehirn; auch Lauchgewächse enthalten die oben erwähnten nützlichen Glukokinine). Acerola (geschwächte Infektabwehr, Rekonvaleszenz).

Großputz im Körper - Die Quartals-Reinigung

Wählen Sie dazu zwei Tage, jeweils im Februar (eher gegen Ende), Mai, August, November.
Das **Körper-Reinigungs- und Entschlackungsprogramm** besteht aus:
1. einem 36-stündigen **Fasten** (1 1/2 Tage; 1 Fastentag + Morgenfasten).
2. der **Darmreinigung** am 1. und einzigen vollen Fastentag, morgens, und zwar mit einem salinischen Reinigungsmittel (Bitter- oder Glaubersalz, F.X. Passage bzw. Ayur-Ved-Colon-Reinigung).
3. intensivem **Ölschlürfen,** jeweils morgens, gleich nach dem Aufstehen sowie abends nach 18 Uhr.

4. **Bauch-Selbstmassagen** mit leichter Hand und kreisenden Bewegungen im Uhrzeigersinn um den Bauchnabel zur Ankurbelung der Entgiftung
Fakultativ verstärkend wirkt darüber hinaus:
5. **Naturschlaf**, d.h. Bettruhe ab spätestens 19.30 Uhr (vorzugsweise im November und Februar).

Die Ölziehkur hilft beim Abnehmen!

Öl hat - als praktisch reines Fett - natürlich viele Kalorien. Dick wird man beim Kuren trotzdem nicht (denn man entledigt sich der energiereichen Portion nach Gebrauch ja wieder). Ganz im Gegenteil. Mit der Öl-Kur kann man sogar abnehmen. Denn:
- **Das Ölkauen nimmt den Appetit, dämpft Hungergefühle.**
- **Es macht satt wie ein Frühstück.**

Ja, man kann das Ölkauen sogar dazu verwenden, um beim Fasten oder bei Reduktionskuren aufkeimenden Hunger zu bekämpfen oder zu lernen, damit besser fertigzuwerden. Auch dies gehört zu den vielen bislang noch unausgeschöpften Möglichkeiten und Chancen, die das revolutionäre neue naturheilkundliche System des Ölsaugens dem kundigen Anwender zu bieten vermag.

Ölsaugen und Entsäuerung

Ölsaugen für sich allein gesehen beseitigt sicher keine überschüssigen, überflüssigen Säuredepots im Körper. Dennoch wird es nicht ohne Grund im Zusammenhang mit der Körperentgiftung von Therapeuten wie z.B. Dr. med. Eva-Maria Kraske erwähnt und empfohlen.
Das Ölsaugen kann man nämlich als „Mobilisierungs-Faktor" einordnen, es gibt einen Anstoß zur Veränderung und Umstimmung der Stoffwechselabläufe auf Ausscheidung. Dazu tragen mehrere Faktoren bei. In Verbindung mit einer vertieften Atmung wird z.B. ganz real der pH-Wert des Blutes günstig beeinflußt (so Janet Goodrich im Hinblick auf das bereits erwähnte „Gähnen"). Dies gehört zum A und O, wollen wir an die säurestarren, im Körper angelegten Deponien des Bindegewebes heran und sollen Sondermüll-Lager im Körperfett (am besten immer zusammen mit diesen) aufgelöst werden.

7. Kapitel
Ölsaugen und bewußtes Atmen

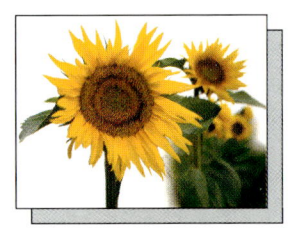

Weitere wichtige Impulse des Ölsaugens für unser Wohlergehen

Ölsaugen bildet einen neuen, bereichernden Einschnitt im Alltag. Wir verlieren dadurch keine Zeit, sondern *gewinnen* eine Viertelstunde und etwas mehr Gestaltungsspielraum, vorausgesetzt, wir stellen uns dieser Selbst-Erfahrung ständig aufs neue. Zwar ist es möglich, in dieser Zeit gleichzeitige häusliche Verrichtungen, Frühstücksvorbereitungen u. ä. vorzunehmen. Wir können aber auch zumindest für einige wenige Minuten innehalten und die Zeit nutzen, beispielsweise auf unseren Atem zu achten.

Praktizieren Sie beim Ölschlürfen die entspannte **Bauchatmung**. Atmen Sie tief, gleichmäßig, fließend **in Ihren Bauch ein**, während sich die Bauchdecke und der ganze Bauchraum dehnt. Verharren Sie dann einen Moment. Lassen Sie den Atmen wieder ganz langsam ausströmen, **aus dem Bauch** heraus; die Bauchdecke senkt sich, und die letzte Restluft kann mit einem massierenden Einziehen des Bauches herausgepreßt werden.

Nur wenige solcher Atemzüge genügen, um einen spürbaren Entspannungseffekt herbeizuführen.

Doppelt entspannend für die Seele und die vielbeanspruchten Augen: **Kombinieren Sie das Ölschlürfen mit dieser bewußten Atempflege und dem Palmieren, wie wir es im Kapitel „Alles Gute für Ihre Augen" beschrieben haben!**

Eine vertiefte Atmung, verbunden mit bewußtem Gähnen nach Beendigung der Übung, mit Strecken u.ä. verbessert die Pufferqualität (pH-Wert) des Blutes und stimuliert dadurch zusätzlich die Entgiftung und Entsäuerung.

Es gibt überdies keine bessere Massage für die Bauchorgane als eine „richtige", natürliche Atmung. Dies gilt für Magen, verschiedene Darmabschnitte, Leber, Milz, Bauchspeicheldrüse, Nieren... Sogar das Herz wird auf diese Weise entlastet, wenn sich nämlich Gasansammlungen in den Verdauungsorganen auflösen, die ansonsten im Extremfall gefährliche infarktähnliche Beschwerden hervorrufen können.

Das richtige Atmen wieder lernen - mit Ölkauen!

Viele Menschen benutzen zum Atmen regelmäßig den Notausgang: nämlich den Mund. Natürlicherweise ist es vorgesehen, unseren Lungen über die *Nasengänge* Luft zuzuführen. Dabei wird das Lebenselixier Nr. 1 schon einmal gereinigt und während der kälteren Jahreszeit verträglich temperiert. Fremdkörper werden bei der Prozedur gleich ausgemustert. Außerdem ist unsere Sauerstoffration auf diese Weise besser abgemessen, er muß weitere Wege gehen, und beim Ausatmen wird die Lunge durch den leichten Widerstand stetig leicht trainiert. Viele Gründe gibt es also, wieder vermehrt durch die Nase zu atmen und die oberflächliche Mundatmung zurückzunehmen.

Das Ölsaugen ist hierfür ein ideales regelmäßiges Training. Denn wer das Sonnenblumenöl im Mund bewegt, kaut, durch die Zähne zieht, dem bleibt nichts anderes übrig, als seinen Sauerstoffbedarf über den von der Natur zu diesem Zweck eingerichteten Weg zu decken. Das Ölkauen, morgens und abends für jeweils ungefähr eine Viertelstunde durchgeführt, bietet deshalb eine ideale Umsteighilfe zur Bio-Normalität auf diesem Sektor.

Eine solche Wirkung entfaltet es jedoch nicht nur durch die Kappung des „Notausganges Mundatmung". Mit Hilfe des Ölsaugens werden auch die Rachenräume geklärt und gereinigt. Dies betrifft nicht nur den Mund, sondern Nasengänge, Stirnhöhlen, Ohrgänge gleichermaßen.

Viele Anwender bemerken sehr schnell, daß es ihnen schon nach kurzer Ölziehpraxis plötzlich sehr viel leichter fällt, durch die Nase zu atmen. Die Schleimhäute wurden beim Ölkauen aktiviert, es kamen dort Selbstreinigungsprozesse in Gang, die (Atem-)Wege sind auf einmal wieder wie freigeräumt und leicht passierbar.

Wir beeinflussen dabei und damit gleich mehrere Parameter für unsere Gesundheit zum Guten:

Einmal die **Lungenfunktion.** Diese ist eine der wichtigsten Meßgrößen für Leistungsfähigkeit und biologische Jugend beziehungsweise biologisches Alter. Jede Verbesserung bringt hier auch mehr Widerstandskraft, Vitalität, Selbstbehauptung und nicht nur beim Sport einen „langen Atem". Starke Lungenfunktionen sind eine der besten Versicherungen für ein aktives Alter.

Das Defizit bei der Pflege unserer Atmungsorgane (einschließlich Rachen, Nase, Bronchien, Lungen, Zwerchfell) gehört zu den großen Sünden und fast unverzeihlichen Nachlässigkeiten der Zivilisation, die viele von uns am Lebensabend schmerzlich bezahlen müssen.

Zum anderen ist auch das **Gehirn** ganz vital - positiv - betroffen. Die Atmung durch die Nase ist die dem Menschen angemessene - und wir können davon ausgehen, daß jeder natürliche Ablauf seinen Sinn hat. Durch die Nasenatmung werden Zellen und Organe, auch und vor allem das **Gehirn,** optimal und gleichmäßig mit Sauerstoff versorgt. Der Atem, wenn wir seinen Verlauf verfolgen, durchstreicht die Höhlungen des verwinkelten oberen Rachenbereichs ganz nahe dem Gehirn, stimuliert mit den Warm-Kalt-Reizen, mit Druck, flüchtigen Duftstoffen u.ä. diese Regionen, was auch reflektorisch auf das Gehirn fortwirkt.

Machen Sie den Versuch: Atmen Sie einmal durch die Nase, verfolgen Sie den Weg des Luftstromes, die damit verbundene reiche Ausbeute an Empfindungen. Dann atmen Sie durch den Mund. Bei letzterer Übung „fällt" der Atem gewissermaßen in die Lunge, in uns hinein. Im ersteren Falle „streicht" er massierend durch die Atemwege.

Das Atmen durch die Nase ist wie eine permanente Massage und ein beständiger Impulsgeber für das Gehirn!

Ölsaugen für einen gesunden Schlaf

Um richtig tief und erholsam schlafen zu können, muß grundsätzlich vor allem eines stimmen: Die Atemwege sollten frei und gut passierbar sein. Und wenn der Atem seinen natürlichen Weg in den Körper findet, dann vorzugsweise über die Nase, wie wir gesehen haben. Treten hier Hindernisse auf, dann gerät die Erholungs- und Regenerationsphase zum permanenten nächtlichen Unruhezustand. Das Gehirn und die Körperzellen werden unzureichend mit Sauerstoff versorgt, der Schlaf fällt allzu oberflächlich aus und wird immer wieder unnötig unterbrochen. Es stellt sich oft auch eine sog. Schlaf-Apnoe ein, eine Atemunterbrechung, die eine Minute oder in Extremfällen länger andauern und sogar lebensgefährlich werden kann.

Praktizieren Sie das Ölziehen zur Vermeidung von Risiken und zur Verbesserung der Schlafqualität deshalb auch kurz vor dem Zubettgehen. Dadurch tritt nochmals das Programm zum Großreinemachen in Aktion, also Kräfte und Regulationsmechanismen, die im Laufe des Tages zunehmend erlahmen. Nicht nur der Mund wird gepflegt; das Ölkauen und die besonderen Bestandteile des Öles wirken auf den gesamten Kopfbereich und lösen stagnierende Schleimablagerungen in den dortigen Höhlungen und Verzweigungen. Vor allem die Nase „läuft" sich noch einmal so richtig frei. Danach ist der Kopf oft wie „geklärt" - und wir selbst sowie unser Körper sind bestens auf die nachfolgende Regeneration der Zellen und Gewebe sowie die Verarbeitung von Eindrücken des Tages vorbereitet.

8. Kapitel
Spezial-Rezepte für die Ölsaug-Praxis

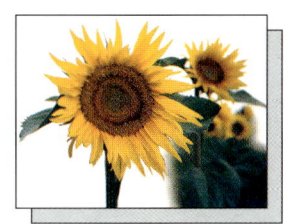

Was zusätzlich wirksam ist

Die folgenden Anwendungen stellen mögliche Variationen zur Ölziehkur dar. Solche sind, dies sei vorausgeschickt, durchaus nicht unbedingt notwendig. Das originäre Ölsaugen mit naturbelassenem Sonnenblumenöl enfaltet seine vielfältigen Wirkungen ohne weiteres allein. Trotzdem wird gerade der engagierte, erfahrene Anwender den folgend aufgeführten Anregungen zur Sonnenblumenöl-Plus-Kur manchen zusätzlichen nutzbringenden Effekt abgewinnen und seine Praxis damit bereichern können.

Die Sonnenblumenöl-Plus-Tage

Darunter ist folgende Übung zu verstehen: Wir nehmen etwa einen 3/4 Eßlöffel Sonnenblumenöl. Dazu geben wir jeweils eine kleine Menge Spezialöle mit besonderen therapeutischen Effekten. Dies geschieht am einfachsten mit einer Pipette. Auf diese Weise fügen wir etwa 2 bis 3 Tropfen zur Ölgrundlage hinzu (bei Dosierflächchen erübrigt sich dieser „Umweg").
Eine solche Vorgehensweise macht es auch möglich, eine ununterbrochene Sonnenblumenöl-Kur durchzuführen, was von vielen Anwendern bevorzugt wird, und doch zusätzlich die Eigenschaften anderer Öle zu nutzen. Die Spezialöle sollte man eventuell unter jahreszeitlichen Gesichtspunkten einsetzen oder entsprechend den vorhandenen Beschwerden (Hinweise dazu siehe bei der Besprechung der einzelnen Öle). Es bieten sich dazu besonders an:
Sonnenblumenöl-Plus Schwarzkümmelöl-Tage
Sonnenblumenöl-Plus Weizenkeimöl-Tage
Sonnenblumenöl-Plus Hanföl-Tage (alternativ: Nachtkerze/Borretschöl)
Sonnenblumenöl-Plus Traubenkernöl-Tage
Sonnenblumenöl-Plus Kürbiskernöl-Tage
Zusätzliche Möglichkeiten zur Variation bieten die Alternativ-Öle zum Sonnenblumenöl, also vor allem Oliven- und Sesamöl.

Intensiv-Kur zur Ausleitung von Umweltgiften mit Olivenöl

Dazu wird empfohlen, über einen Zeitraum von mehreren Tagen jeweils 3 Eßlöffel Olivenöl für etwa 10 Minuten im Mund hin und her zu bewegen, und zwar auch hierbei am besten jeweils morgens gleich nach dem Aufstehen.
Eine solche „Blitzkur" soll auch die Abwehrkräfte gegen Infektionen steigern und kann als zusätzliches Stimulans zur Reinigung nützlich sein. Auch dadurch werden Schadstoffe via Mundschleimhaut ausgeschieden.

Kombi-Ölsaugen

Man praktiziert in diesem Fall
- zuerst das **Standard-Ölsaugen mit Sonnenblumenöl.**
- Danach den **Mund mit warmem Wasser ausspülen** und gegebenenfalls die Zähne putzen.
- Nun zusätzlich, für zwei Minuten, die **Ayurveda-Mundspülung mit Sesamöl** (wenn möglich „gereift"; es geht aber auch ohne eine solche Behandlung des Öls) folgen lassen, abschließend kräftig gurgeln und auch dieses Öl-Speichel-Gemisch ausspucken. Dadurch wird der Mund gereinigt und gepflegt (besser als mit Bürste, Zahnpasta und Mundwasser). Das Kombi-Ölsaugen stellt eine ganz vorzügliche hygienische Maßnahme dar. Es greift die Schleimhäute nicht an und trägt zur Herausbildung einer optimalen Mikroflora im Rachenraum bei. Man kann es nicht oft genug betonen: Auch das ganz normale Zähneputzen, selbst mit weichen Borsten, kommt einer Zumutung für Zähne und Zahnfleisch gleich. Die Reinigung ist gründlich aber immer auch von Schäden sowohl am Zahnschmelz (Abreibungen) als auch Zahnfleisch (Mikroverletzungen) begleitet. Außerdem wird durch die üblicherweise recht aggressive Zahnpasta die Mundschleimhaut noch zusätzlich gereizt.

Aroma-Kur mit Sonnenblumenöl

Eine zusätzliche, bislang kaum genutzte Chance zur Variation der Ölziehkur und für den gezielten Einsatz von Spezialanwendungen eröffnet die ergänzende Verwendung von ätherischen Duftölen (Pflanzenessenzen).
Wir haben im folgenden einige Anregungen für solche sicherlich reizvollen und erfolgversprechenden **„Sonnenblumenöl+Aroma"**-Selbstbehandlungen zusammengestellt. Sie lassen sich beliebig variieren, falls die Duftöl-Hausapotheke gut bestückt ist. Denn das Reich der Düfte und Essenzen ist schier unendlich, die

Zahl der lindernd und therapeutisch einsetzbaren Aromaöle ist groß und wird ständig durch neue Spezialitäten erweitert.

Grundrezept: Ölsaugen mit 1 Eßlöffel Sonnenblumenöl. Hinzu kommen einige wenige Tropfen (in der Regel 2 bis 3) des Aromaöls pro Anwendung.
Nervosität/Magenbeschwerden: Ölsaugen + Melisse / Mandarine-Petitgrain / Orange / Estragon / Majoran
Depression/Wetterfühligkeit: Ölsaugen + Rose / Eisenkraut / Weihrauch
Schlaflosigkeit: Ölsaugen + Lavendel / Bergamotte
Infekte/Erkältungsneigung: Ölsaugen + Thymian / Eukalyptus / Salbei / Vetiver / Kiefer
Kopfschmerzen: Ölsaugen + Minze / Melisse
Konzentrationsschwäche: Ölsaugen + Zitrone
Schnelle Ermüdbarkeit: Ölsaugen + Rosmarin / Pfeffer
Leber-Galle/Verdauung: Ölsaugen + Geranium / Grönlandmoos / Karottensamenöl / Oregano

Ölsaug-Apfelessig-Kur

Eine besonders „eindringliche" und massive Möglichkeit zur Ankurbelung von Entschlackungs- und Entgiftungsvorgängen bietet die Kombination mit dem Obstessig. Ein solches Teamwork ist auch bestens geeignet, überflüssige Pfunde dauerhaft abzubauen. Die Kur reinigt überdies insbesondere die Mandeln, einen wichtigen vorgelagerten Posten der Immunabwehr.
Konkret geht man dabei folgendermaßen vor: Das Standardölsaugen (Sonnenblumenöl) wird durch folgende Apfelessig-Anwendungen ergänzt:
1. Nach dem Ölsaugen am Morgen gleich nach dem Aufstehen sowie abends vor dem Zu-Bett-Gehen **gurgelt man intensiv** mit einer Mischung (Verhältnis 1:1) aus **Apfelessig** und einem **Zinnkrautaufguß** (= Ackerschachtelhalm). Für eine Tasse des Tees nimmt man 2 TL Kraut, übergießt es mit kochendem Wasser und läßt das Ganze 10 Minuten ziehen. Danach abseihen.
Mehrmals täglich kräftig mit einer solchen Mischung gurgeln (z. B. nach dem Mittagessen und kleineren Zwischenmahlzeiten), und die Flüssigkeit dann ebenfalls ausspucken.
2. Statt eines Frühstücks und Abendessens trinkt man jeweils ein Glas Apfelessig-Honig-Getränk (250 ml Wasser, 2 EL Apfelessig, 2 TL Honig).
Die Entlastung und Reinigung des inneren Milieus wird bei einer solchen Kur sofort spürbar. Der ansonsten überfrachtete Stoffwechsel kann sich konzentriert darum kümmern, überflüssiges Material (gespeichertes Fett) und in den Fett- wie Bindegewebszellen eingelagerte schädliche Substanzen (Giftdepots) abzutragen.

9. Kapitel
Dem Ölsaugen verwandte Techniken

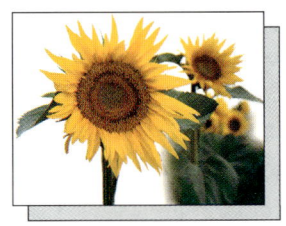

Ergänzende Maßnahmen zur Beeinflussung der Kopfregion

Zungenreinigung

Wie interessant und ergiebig der Blick in den Mund für Diagnostik und Therapie ist, zeigt ein hochaktueller Trend aus den USA: Das **Zungenschaben**. Ein eng mit kleinen Zähnchen besetzter Plastikstab (oft als Ring angeordnet) dient dabei als Hilfsmittel, um die Beläge von der Zunge zu entfernen. Viele Zahnärzte in den Staaten haben sich inzwischen auf diese Dienstleistung verlegt, sie gehört fast schon zur Routine wie bei uns die Beseitigung von Zahnbelag, und das Zungenschaben gilt dort als Non-plus-ultra der Mundhygiene. Lästige, unerwünschte, für das Zahnfleisch und die Zähne gefährliche Bakterien werden dadurch entfernt, Mundgeruch wird beseitigt.

Auch hier sieht das Neue, wenn man genauer hinblickt, wieder einmal recht alt aus. Als Vorbild dienten nämlich Praktiken, wie sie schon im alten Ägypten bekannt waren und im fernen Osten seit Jahrhunderten angewandt werden.

Diese Traditionen setzen uns aber auf eine andere, sehr viel ertragreichere Fährte als bloße hygienische Überlegungen. Um Methoden wie das Zungenschaben u. ä. richtig zu deuten, müssen wir nämlich einen interessanten Gesichtspunkt mit ins Kalkül ziehen: die Reflexzonenwirkungen.

Sie bilden, wie wir bereits gesehen haben, eine Art Grundmuster, eine theoretische Grundlegung wesentlicher Teile der Traditionellen Chinesischen Medizin (TCM) mit der Annahme einer spezifischen Lebensenergie (Chi, Qi), die auf besonderen Bahnen (Meridianen) den Körper durchfließt, an bestimmten (Akupunktur-)Punkten Zentren bildet und durch Druck, Reizung beeinflußbar ist und so Fernwirkungen hervorrufen kann. Auch von der Zunge, vom gesamten Mundraum gehen solche reflektorischen Einflüsse auf andere Organsysteme aus, und Praktiken wie das Zungenschaben können hier, ohne daß man sich dessen bewußt ist, durchaus Impulse im Sinne einer Anregung von Organfunktionen setzen.

Ein ähnlicher Effekt wird jedoch besonders intensiv durch die einfachste und umfassendste aller Mundmassagen, das Ölsaugen, erreicht. Hierbei werden auf einen Schlag alle Teile des Rachenraumes erfaßt. Die positiven Effekte gelten zusätzlich noch im Hinblick auf die Beseitigung von schädlichen Bakterien. Wer das Ölsaugen regelmäßig durchführt, tut viel für die Mundhygiene, und zwar mehr, als wenn er bloß die Zähne putzt oder die Zunge abschabt. Er gibt unmittelbare Signale zur Selbstreinigung und Ausscheidung an die beteiligten Schleimhäute und Speicheldrüsen weiter, und zwar auch dort, wo das Öl gar nicht hinkommt (Nasengänge, Stirnhöhlen), da allein schon durch die verschiedenen Bewegungen im Mundbereich beim Ziehen und Saugen über die Schleimhäute überall in den benachbarten Geweben intensive Ausscheidungsprozesse angestoßen werden und Schleimdrüsen in Tätigkeit treten.

Durch Druck und Zug werden jedoch parallel dazu über bestimmte Energiepunkte im Mundbereich die angedeuteten Signale an entferntere Teile des Organismus übermittelt. Sie beeinflussen diese im Sinne einer besseren Feinabstimmung (beispielsweise für Stoffumsetzungen), was die Arbeit von Organen angeht. Unmittelbar heilen können sie nicht; aber mit ihrer Hilfe gelingt es leichter, die Rahmenbedingungen zu optimieren, die notwendig sind, damit sich in Verbindung mit zusätzlichen geeigneten Maßnahmen (Ernährungsumstellung, Kräutermedizin u. ä.) eine Genesung vollziehen kann.

Nasenspülung

Solche hygienischen Körperpflegemaßnahmen sind z.B. aus der Yoga-Tradition bekannt. Zur grundlegenden Reinigung der Nasengänge kann man folgendermaßen vorgehen: Mischen Sie ca. 10 ml Haselnußöl als Trägeröl mit 4 Tropfen eines ätherischen Öls (im Falle von Erkältungskrankheiten z. B. mit Eukalyptus, Pfefferminze, Teebaum oder Thymian). Nun mit einer Pipette in die Nasengänge träufeln und hochziehen.

Bei der „klassischen" fernöstlichen Reinigung der Nasengänge geht man folgendermaßen vor: Die Nasenschleimhäute werden jeden Tag mit lauwarmem Wasser (physiologische Kochsalzlösung) gespült. Man kann die Flüssigkeit beispielsweise in eine Untertasse geben und dann in die Nase hochziehen.

Hilfreich zur Nasenspülung können sog. **Nasenduschen** sein. Der „Schnabel" solcher Gefäße paßt gut in den Nasengang. Dadurch kann, bei zur Seite geneigtem Kopf und geöffnetem Mund, die Salzlösung bequem in die Nase gelangen, den Nasenkanal durchströmen und am anderen Nasenloch herausfließen.

Zu den entsprechenden Glaskannen gibt es auch ein spezielles Spülsalz (z.B. eine Atlantiksalz-Mischung nach Anna Maria Schrod). Vor ungefähr 10 Jahren waren solche Nasenduschen auch bei uns auf dem Vormarsch, konnten sich aber dann doch nicht durchsetzen. Bedauerlicherweise – denn auch diese Reinigungsmethode zeigt Wirkung, insbesondere zur Vorbeugung gegen Erkältungskrankheiten. Dies ist nicht nur Theorie und Mutmaßung. Der Norddeutsche Forschungsverband hat dazu eine kontrollierte Studie mit 115 Bundeswehrangehörigen durchgeführt. Zwei Gruppen wurden gebildet: 39 Soldaten praktizierten die tägliche Nasenspülung. Die restlichen 76 dienten als Kontrollgruppe. Während der 6-wöchigen Untersuchung exerzierte man nicht nur, sondern führte auch Tagebuch, und zwar über die Befindlichkeit, Krankheits- und insbesondere Erkältungssymptome. Ergebnis: „Die Auswertungen zeigen deutlich, daß diejenigen, die täglich ihre Nase spülten, seltener krank waren als die Nichtspüler; in den letzten drei Untersuchungswochen bestehen 3,4 bis 5,8fache Unterschiede" (Dr. Ulla Walter, Hannover).

Dies zeigt: Solche höchst einfachen und wenig aufwendigen täglichen Praktiken sind möglicherweise – auch nach wissenschaftlichen Kriterien und meßbar – noch wirksamer als viele andere hochgeschätzte traditionelle Naturheilverfahren und erst recht als die herkömmlichen medizinischen Ratschläge.

Das Ölsaugen gehört in diese Gruppe höchst effektiver und dabei nebenwirkungsfreier Vorbeuge- und Volksheilverfahren, und man sollte ihm innerhalb der Naturheilkunde deshalb einen festen Platz zuweisen.

Literaturhinweise:

Die Erfahrungen von Anwendern des Ölsaugens sind zusammengefaßt in einer Broschüre **„Sonnenblumenöl"**, die gegen DM 10,- + Versand bei der Fördergemeinschaft NATUR und MEDIZIN e.V., Bonn (Anschrift am Anfang unserer Adreßliste) bezogen werden kann.

Hinweise zu den besonderen Heilwirkungen von Pflanzenölen und viele Praxistips auch zum Ölsaugen enthält der soeben erschienene Ratgeber: N. Messing: **„Praxisbuch der Heilenden Öle"**. Peter Erd Verlag, München 1998, 180 S., **DM 29,80**. ISBN 3-8138-0487-9.

Über die erwähnte Leinöl-Quark-Diät bei Krebs kann man sich, vor allem was Rezepte angeht, informieren in: Dr. Johanna Budwig **„Öl-Eiweiß-Kost"**. Hyperion-Verlag, Freiburg.